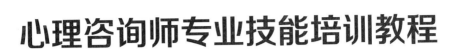

心理咨询师专业技能培训教程

李铮　编著

中国纺织出版社有限公司

图书在版编目（CIP）数据

心理咨询师专业技能培训教程 / 李铮编著 . -- 北京：
中国纺织出版社有限公司，2022. 1
ISBN 978-7-5180-8963-5

Ⅰ . ①心… Ⅱ . ①李… Ⅲ . ①心理咨询—咨询服务—
技术培训—教材 Ⅳ . ① R395.6

中国版本图书馆 CIP 数据核字（2021）第 203867 号

责任编辑：刘 丹 责任校对：高 涵 责任印制：何 建

中国纺织出版社有限公司出版发行
地址：北京市朝阳区百子湾东里A407号楼 邮政编码：100124
销售电话：010—67004422 传真：010—87155801
http://www.c-textilep.com
中国纺织出版社天猫旗舰店
官方微博 http://weibo.com/2119887771
佳兴达印刷（天津）有限公司印刷 各地新华书店经销
2022年 1月第 1 版第 1 次印刷
开本：787×1092 1/16 印张：14.5
字数：264千字 定价：88.00元

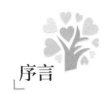

序言

　　心理咨询与治疗在五六十年代曾一度被认为是伪科学、伪疗愈艺术，后经实证研究证明心理治疗对心理疾病的有效性，才为心理治疗正了名。现在人们寻求心理治疗的帮助多是围绕婚姻冲突、亲子关系，与工作有关的麻烦，孤独、害羞、失败等与生存有关的问题。可以说心理咨询与治疗已经和人们息息相关。

　　心理咨询之所以产生效能，正是源自心理技能在临床中的灵活应用。

　　心理技能是通过练习而形成的能影响个体心理过程和心理状态的心理操作系统，是一种与人类的生活、学习、工作、劳动、身心健康以及调节人体身心潜能相关的在人脑内部进行与形成的内隐技能。

　　心理学是一个体系繁杂的学科，心理咨询体系也十分复杂，单从心理咨询技术层面来讲，现在已存在四百多种技术。在当前国内的心理咨询师教育培训中，呈现出各派疗法百花齐放的景象。面对如此多的心理咨询师培训信息，作为心理咨询师一直会有这样的疑问：这么多的心理技术到底哪个是最好的？我们应该选择哪些心理技术？什么样的心理技术是最有效、最易上手而且最能让来访者接受的呢？

　　针对这些需求，本书选取心理咨询师成长之路必须汲取的心理技能知识作为培训内容，希望能够对广大心理咨询师受训者提供帮助。

李　铮

2021 年 6 月

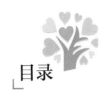

目录

第一章 心理诊断技能

第一节 初诊接待与资料的搜集整理 ·····················002

第一单元 如何进行初诊接待 ·····················002

第二单元 摄入性会谈 ·····················005

第三单元 正确使用心理测验 ·····················013

第四单元 一般临床资料的整理与评估 ·····················015

第五单元 了解求助者的既往史，寻找有价值的资料 ·····················020

第二节 初步诊断 ·····················022

第一单元 确定造成求助者心理与行为问题的关键点 ·····················022

第二单元 确定求助者的问题是否属于心理咨询工作范围 ·····················024

第三单元 对求助者形成初步印象，对一般心理健康水平进行分析 ·····················027

第四单元 一般心理问题的诊断 ·····················030

第五单元 严重心理问题的诊断 ·····················031

第六单元 提出心理评估报告 ·····················033

第二章　心理咨询技能

第一节　建立咨询关系 ··036

　第一单元　尊重 ···036

　第二单元　热情 ···041

　第三单元　真诚 ···043

　第四单元　共情 ···047

　第五单元　积极关注 ···052

第二节　制订个体心理咨询方案 ···054

　第一单元　商定咨询目标 ···054

　第二单元　商定咨询方案 ···066

第三节　个体心理咨询方案的实施 ··070

　第一单元　实施咨询方案的策略与框架 ·······································070

　第二单元　参与性技术 ··073

　第三单元　影响性技术 ··085

　第四单元　放松训练 ···100

　第五单元　简易行为矫治——阳性强化法 ···································106

　第六单元　合理（理性）情绪疗法 ···112

　第七单元　克服阻碍咨询的因素 ··126

　第八单元　咨询效果评估 ···144

第三章　心理测验技能

第一节　智力测验 ·· 168

　　第一单元　韦氏成人智力测验（WAIS－RC）·········· 168

　　第二单元　联合型瑞文测验（CRT）···················· 178

　　第三单元　中国比内测验 ······························ 182

第二节　人格测验 ·· 186

　　第一单元　明尼苏达多相人格测验（MMPI）·········· 186

　　第二单元　卡氏16种人格因素测验（16PF）·········· 193

　　第三单元　艾森克人格问卷（EPQ）·················· 200

第三节　心理与行为问题评估 ································ 205

　　第一单元　90项症状清单（SCL–90）·················· 205

　　第二单元　抑郁自评量表 ······························ 209

　　第三单元　焦虑自评量表（SAS）···················· 213

第四节　应激及相关问题评估 ································ 215

　　第一单元　生活事件量表 ······························ 215

　　第二单元　社会支持评定量表（SSRS）·············· 218

　　第三单元　应对方式问卷（CSQ）···················· 220

参考文献 ·· 224

第一章

心理诊断技能

第一节　初诊接待与资料的搜集整理

第一单元　如何进行初诊接待

一、学习目标

学会按心理咨询原则与来访者进行第一次接触。

二、工作程序

（一）做好咨询前的准备工作

表现出咨询人员应有的仪态：服装整齐、坐姿端正、表情平和（既不可板面孔、又不可喜笑颜开）。与来访者会谈时，保持正常社交距离（1.5 米左右），保持正常的咨询位置，按我们的民族习俗，会谈时不可直视对方的眼睛，可扫视对方的眼神或表情。

（二）礼貌的接待方式和礼貌语言

（1）接待来访者，态度应当平和、诚恳。

（2）见面时使用礼貌语言，如"请进！""请坐！""非常欢迎您前来咨询，谢谢您的信任。""我很愿意向您提供心理学帮助。""如果您同意的话，请您填写这张表格。"（登记表或简单问卷表等）

（三）间接询问求助者希望得到哪方面的帮助（不可直接逼问）

间接询问如："我很希望知道，我在哪方面能向您提供帮助。"

"您希望在哪方面得到我们的帮助？"

直接逼问如："您有什么问题，说吧！"

"您找我们有什么事，说吧！"

"怎么啦？有什么问题，说吧！"

"出什么事啦？说吧！"

（四）询问结束后，明确表明态度

向求助者说明是否能向求助者提供帮助。

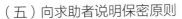

（五）向求助者说明保密原则

保密原则既是职业道德的要求，也是心理咨询本身的性质所决定的。求助者的隐私和秘密可能就是心理问题的症结所在。求助者只有认为自己所说的一切都能得到保密的承诺时，才能敞开心扉，毫无保留地向咨询师倾诉，从而有助于问题的解决。

（六）向求助者说明心理咨询的性质

在向求助者表明可以对他／她提供心理帮助之后，应立即简要地向求助者说明心理咨询的性质，确保求助者了解什么是心理咨询，心理咨询如何进行，心理咨询主要解决什么问题，不能解决什么问题等。应当向求助者说明，心理咨询是心理咨询师协助求助者解决各类心理问题的过程。"协助"二字表明，咨询是否成功在很大程度上取决于求助者是否有主动参与的态度和行动。另外还要说明，咨询是一个过程，有些问题不是一次两次交谈就能解决的，有时会有迂回曲折甚至反复，也有些问题甚至是难以完美地解决的。为此，求助者要有充分的思想准备。

（七）说明求助者的权利与义务

例如，求助者有权选择心理咨询师以及确认他／她的执业资格，有权知道收费标准，有权终止咨询。

求助者有义务如实向咨询师说明情况，提供与自己心理问题有关的真实信息；要按共同商定的时间表工作，如有更改要事先通知；要按时完成家庭作业，不试图与咨询师建立咨询以外的任何关系；按规定缴费。

（八）确定使用哪种咨询方式

与求助者协商，确定使用哪种咨询方式。

三、注意事项

（一）避免紧张情绪

刚刚从事心理咨询的工作人员，由于缺乏临床经验，加之对求助者一无所知，初诊接待时难免有紧张情绪产生。紧张情绪会扰乱思路和破坏工作程序，所以要切实避免。为了能将紧张情绪降至最低点，在接诊之前，可按初诊接待的操作步骤练习，直到熟练自如为止。条件允许的情况下，可增加见习时间。

（二）语言表达

语速适中，吐字清楚，避免使用方言，每句话必须使求助者听清楚，必要时，可将提问或解释性语句重复一遍，直到求助者表示听清楚并完全理解为止。谈话中若使用专业术语，应向求助者说明专业术语的内涵和外延。

（三）反复说明心理咨询中的保密原则

对心理咨询中的保密原则，特别是对心理测量资料的保密原则，要反复向求助者说明，承诺咨询人员的责任，并说明一旦由咨询人员泄密，求助者有诉诸法律的权利。

（四）说明心理测量功能的有限性

心理测量、心理咨询的功能都是有限的，咨询人员不可为了获取求助者的信任而随意夸大它们的功能。心理咨询工作受范围限制，咨询师不能在咨询范围以外向求助者提供帮助和作任何承诺。

（五）咨询时的仪态

不许吸烟，不许做多余的"下意识"动作（如玩弄铅笔、轻敲桌面、抖动身体等）。接待来访者之前，绝对不许饮酒或服用兴奋、镇静等药物。交谈中不能东张西望，应注意力集中，认真倾听或发问。

课后练习

1. 初诊接待时，工作人员应有的仪态是（　　　　）

A. 坐姿端正、服饰入时、表情热情、视线不离开求助者

B. 坐姿端正、服饰整洁、表情平和、保持正常社交距离

C. 坐姿随意、服饰入时、表情热情、始终注视着求助者

D. 坐姿随意、服饰整洁、表情平和、不停地扫视求助者

2. 心理咨询室的面积一般以（　　　　）为宜

A.6～8平方米　　　B.10平方米　　　C.15平方米　　　D.20平方米

3. 初诊接待时，正确的询问方式是（　　　　）

A. 您有什么样问题需要解决，说吧

B. 您能否告诉我到底出了什么事吗

C. 你希望我能帮助您解决什么问题

D. 您找我究竟想要解决什么问题呢

参考答案：1.B　2.B　3.C

第二单元　摄入性会谈

一、学习目标

学会确定摄入性会谈法的目标、会谈内容与范围。

二、工作程序

（一）确定会谈的目标、内容与范围

确定会谈内容和范围所依据的参照点有以下几个：

（1）求助者主动提出的求助内容。

（2）心理咨询师在初诊接待中观察到的疑点。

（3）心理咨询师可以依据心理测评结果的初步分析、发现问题。

（4）上级心理咨询师为进一步诊断而下达的会谈目标。

（5）确定会谈的内容与范围。

会谈目标中若有一个以上内容，应分别处理。

（二）确定提问方式

根据会谈目的和你想收集的资料内容来确定提问方式。

一般情况下，应使用开放式提问，不使用封闭式提问。特殊情况下，也可使用半开放式提问（或称为限制性开放式提问）。有时为了确证某种现象是否存在，也可用封闭式提问。如，为确定是否有家庭暴力，可用封闭式提问："你丈夫打孩子吗？"

（三）倾听

定了提问方式并提出问题后，要耐心倾听求助者叙述。

倾听，不是不动脑筋地随便听听，而是全神贯注倾心地听。在听的过程中，不能随便打断求助者的话，不能插入自己对谈话内容的评价（摄入性会谈规定不能在交谈中加入咨询人员评论）。倾听，不单是听，还要注意思考，要及时而迅速地判断求助者的谈话是否合乎常理，是否合逻辑。另外，在听的过程中要及时把握"关键点"。

（四）控制会谈内容与方向

会谈必须是在心理咨询师的控制下进行。也就是说，会谈的方向、所涉及的问题及会谈时间，都必须是有计划、有目的的。另外，控制会谈的内容对保证心理咨询的效果十分重要，假如把会谈搞得漫无边际，求助者很快就会因为无所收获而厌烦，控制会谈和转换话题的技巧很多，而且可以随机应变。最常用的方法是"释义"，所谓"释义"，就是征得求助者同意后，把求助者的话重复一下并作解释，之后立即顺便提出另一个问题。这样做，使求助者感到很自然，会感到心理咨询师的问题提得合理。比如，求助者说："一想起睡觉，就紧张，怕自己失眠，越怕睡不着就越不能入睡。"如果心理咨询师很想了解求助者最初失眠的原因，便可以接住求助者的话茬说："越急就越不能入睡，这是情绪对睡眠的干扰作用，心理学认为，任何失眠都是情绪性的，都是情绪干扰的结果，毫无例外。但不知您最初不能入睡时是什么情绪干扰，您愿意谈一谈吗？"再一个方法就是中断，所谓中断就是在会谈中暂时休止一下，当求助者因情绪激动或思维混乱而喋喋不休时，不能强行迫使他停止谈话，这时，可以替他倒一杯水，请他取一样东西过来，或者建议他换一个地方再继续谈等。如果时间有限，也可以建议暂时停止会谈，下次再来。为控制会谈的方向，也可以使用情感的反射作用，即心理咨询师有意识地激一下求助者，使他把谈话转向某类问题。这里必须注意的是，在初次会谈时尽量不使用这种方法，因为这往往会引起求助者的情绪紊乱，一时难以控制。这种方法在治疗中较多使用，但也得慎用。当心理咨询师有经验而且足够机敏时，他们最常用的方法是引导，即由目前的话题引向另一话题。引导不是直接建议转换话题，而是由原来的话题引申出新话题。

（五）会谈内容归类

会谈之后必须对问题进行归类。具体操作：在咨询交谈中，一般情况下不能做笔录，更不能录音和录像，除非得到求助者同意。

所以，摄入性会谈中涉及的问题和求助者提供的信息大部分靠咨询人员的临场记忆，以及在会谈结束和求助者离开后，依靠回忆写成文字材料。这种操作难度较大，为了不丢失信息，在交谈中，可以按以下项目做简单笔录：

（1）个人成长、发展中的问题（经受的挫折或不良行为等）。

（2）现实生活状况。

（3）婚姻状况。

（4）人际关系中的问题。

（5）身体方面的主观感觉（主观症状）。

（6）情绪体验，生活态度。

（六）结束会谈

结束会谈时，必须申明和承诺："我可以负责他说，依据我们的道德和相关法律，今天我们的全部会谈绝对保密，请您放心。"

如果会谈还要继续，应征求求助者的意见："今天暂时谈到这里，在今天的交谈中，我基本上对您提出的问题有所了解，但要我马上做出最后确切判断，还有一定困难。由于时间关系，今天无法继续（约定的会谈时间段已结束），如果您愿意的话，我建议我们再谈一次。您觉得如何？"

如果已做出诊断，而且没有时间讨论矫治方案，应以如下话语表达结束咨询："今天我们的讨论已经有了初步结论，对这个结论您是否同意？希望您回去后再认真想想，是否还有需要补充说明的。我也再想想，是否还有什么不妥之处。我们就按今天的诊断回去考虑一下矫治方案，您觉得如何？"

如果经摄入性会谈后，发现求助者有其他疾病（躯体或精神疾病），应向求助者说明："就您谈的情况看，恐怕您应该先到某某科做个检查，我将会根据某某科的检查，再来考虑您目前状况是否有心理问题的因素存在。"（若发现有可能是精神疾病，可建议精神科会诊）

结束语："谢谢您的来访和对我们的信任，以后有什么问题，希望再联系，谢谢！"

三、会谈法的要点

（一）会谈中听比说更重要

会谈技术包括听和说两个方面，善于听要比说更重要。耐心细致地听求助者叙述自己的苦闷，本身就是对他／她的安慰和鼓励，只有很诚恳地、全神贯注地去听，求助者才会有兴趣讲述自己生活中的重要事件。这种听的行为才是打开求助者内心世界的钥匙。

（二）态度

心理咨询师在与求助者会谈时，要持一种非评判性态度。

非评判性态度是使求助者感到轻松的重要因素，它可以使求助者无所顾忌，从而把内心世界展现在你面前。

心理咨询师的态度，从表情到语言都要注意，在为收集资料而进行的会谈过程中，有些话是不能讲的，如："你的做法是荒唐的""这件事不符合原则"等。这种评判性的结论，在心理治疗中不能随意给出，所以在初期会谈中更不能使用。一旦说出这样的话，会谈气氛会立刻改变。

如果会谈的气氛迫使心理咨询师非表明态度不可，不表明态度会谈就无法进行时，心理咨询师的态度必须是中性的，可以说："你所谈的情况，从心理学角度完全可以理解"或"我十分理解你的情况（或心情）"等。"理解"是态度中最中性化的和非评判性的，它可以使求助者得到知己，但并非支持者或反对者。从心理学角度，"理解"只说明对他的行为或情绪发生的规律或必然性有肯定的看法，而对其社会效应和其他后果仍是一种保留态度。所以，这种表态既不破坏会谈气氛，又对后来的帮助指导留有余地。

（三）区别

对求助者的谈话内容进行区分和鉴别十分重要。对求助者的谈话内容首先要做程度上的区别。由于人在对待生活事件时受情绪的干扰，所以心里想的和实际做的有时并不完全一致。有时，患者谈的是一种情绪体验或一种想法，在表现上可能有夸张成分，而在他的行为中未必表现得那么强烈。

区分情绪（或想法）与行为，对决定咨询措施是重要的。更重要的是鉴别会谈内容的真伪，特别对神经症求助者，由于他们有一种无意识的病因否认倾向，所以不能完全按求助者谈的内容对症状归因。

对诊断和咨询起关键作用的问题，必须让求助者说得十分具体，因为把关键问题具体化，是区别问题真、假、轻、重的关键，也是进行诊断、治疗的重要步骤。为了更好地完成这一任务，对无关紧要的问题必须忽略，不可深究。

（四）会谈法的种类

会谈法可分为收集资料的摄入性会谈，即通过会谈了解病史，了解健康状况、工作状况和家庭状况等；鉴别性会谈，即通过交谈和观察确定使用什么测验和鉴别措施；治疗性会谈，即针对心理问题和行为问题所进行的会谈，这类会谈往往是心理治疗的一种，它除了要注意会谈法的原则，还要遵循心理治疗的原则；最后一类会谈是咨询性会谈，这类会谈涉及的往往不是病人而是健康人的某些问题，如职业选择、人员的任用和解雇、家庭关系问题、婚姻恋爱中的问题、子女教育培养问题等。除上述四大类会谈法之外，还有一种应急性或叫危机性会谈，这是一种特殊情况，当求助者发生意外时，如遭到强奸、想自杀、突然遭受精神创伤的时候，心理咨询师用会谈法给予帮助的情况，都列入这一类会谈。

最常使用的"摄入法"是病史采集法。通过这种以问题为中心的会谈，将能获得求助者个人的背景材料、咨询目的和对咨询的期望等。无论采用哪种临床心理学的理论，在临床操作中都必须采集客观的背景材料。所以，即便是比较重视现有状况的罗杰斯"求助者中心论"者，也经常采用病史采集性会谈。为了比较全面地了解求助者的病史和个人资料，人们经常选用桑德伯格制定的一个提纲。

下面是这个提纲的主要内容：

（1）身份资料：姓名、性别、年龄、职业、收入、婚姻、住址、出生日及地点、宗教信仰、教育、文化水平和文化背景。

（2）来就诊的原因和对治疗服务的期望。

（3）现在及近期的状况：居住条件、活动场所、日常活动内容、近几个月以来生活发生变动的种类和次数、最近的变化。

（4）对家庭的看法：对父母、兄弟姐妹、其他主要成员的看法，对自己在家庭中所起作用的描述。

（5）早年回忆：对能记清的最早发生的事情以及周围情况的回忆。

（6）出生和成长：包括会走路和会说话的时间、与其他多数儿童相比较曾出现过什么问题、对早期经验的态度。

（7）健康及身体状况：包括儿童时期和以后发生的疾病和伤残、近期服用的咨询师指定的药、近期服用的不是咨询师指定的药、吸烟与饮酒的情况、与他人比较身体状况、饮食与锻炼的习惯。

（8）教育及培训：特别感兴趣的科目以及所获得的成绩、校外学习情况、感到困难的科目、值得自己骄傲的科目、其他文化上的问题。

（9）工作记录：对工作的态度，是否改变过职业，什么理由。

（10）娱乐（包括感兴趣和使你愉快的事）：如工作、阅读等。

（11）性欲的发展：第一次意识到性问题、各种性活动、对自己近期性生活的看法。

（12）婚姻及家庭资料：家庭中发生的重要事件与原因、家庭的现状与过去的比较、道德和文化因素。

（13）社会基础：交际网和社交的兴趣所在，与自己交谈次数最多的人，能给予各种帮助的人，互相影响的程度，对他们的责任感以及参加集体活动的兴趣。

（14）自我描述：包括长处或优点、短处或弱点、想象力、创造性、价值观、理想等。

（15）生活的转折点和选择：生活中曾有过什么变化和你做出的最重要的决定如何，对它们的回忆（以一件事为例）和评价。

（16）对未来的看法：愿意看到明年发生什么事情，在五年至十年里希望发生什么事情，这些事情发生的必要条件是什么。

（17）求助者附加的任何材料。

采集这一类历史性资料，很大程度上依赖求助者的回忆，而他们的回忆过程可能组织得较乱，所以要花较长的时间，要有耐心才能完成上述项目。对于儿童以及不善于讲话的人，对上述内容可做适当调整。对于精神不太正常的人，应适当会见其家属以补充上述内容。

（五）怎样提问题

在会谈中，无论是要了解求助者的各种情况还是想控制会谈内容，都要使用提问的方法。提问本身是一件比较复杂的事情。问题提得是否妥当，关系甚大。提得好，可以促进咨询关系，增进交流，使求助者感到被咨询师所理解；问题提得不好，可能伤害咨询关系，破坏信息交流，让求助者觉得处在被审问的地位。

以下是提问过多带来的消极结果：

（1）造成依赖。问题提得太多时，求助者叙述自己的情况时便出现依赖性，不问就不说话。

（2）责任转移。解决心理问题的关键是求助者自己，而不是心理咨询师。问题过多就会把这一层责任转移到咨询师身上，减少了求助者参与解决心理障碍的机会。

（3）减少求助者的自我探索。求助者等待咨询师来挖掘自身的问题，而不主动动脑筋自我探索。

（4）产生不准确的信息。封闭式的问题中，包含着咨询师的估计，很可能通过暗示作用影响到求助者，他们回答问题时就可能只顾顺着咨询师的估计谈，却把真实情况掩盖了。另外，有的事情比较难以判断，而非要做出回答时，就难免加上主观臆测。

（5）求助者可能因为处在被"审问"地位而产生防卫心理和行为，特别是对那些质问性的问题，如"你怎么能这样想呢？""你不知道那是错的吗？""你为什么不努力争取？"等。这时，求助者的防御反应首先是表白自己，更有甚者就是沉默。在咨询会谈中，凡属于"为什么……""干吗要……""你怎么能……""非那样……"之类的提问应当绝对避免。

提问过多会影响交谈中必要的概括与说明。除了提问题的数量和频率要注意掌握外，还应当对各类问题的性质以及可能造成的后果有所了解。也就是说，在会谈过程中，以什么方式提问也很重要。

凯利（1977）曾经把临床交谈提问的性质做过如下归类：

（1）"为什么……"的问题。前面已经涉及这类问题。这类问题的含义对求助者是有强烈暗示性的，因为它明显地要求助者说明理由，暗示求助者的行为或情绪是错误的。这类问题可以改为"怎样"和"什么"的形式。如：将"为什么你要和别人打架？"改为"你和某人一起干什么啦？"将"你为什么失约？"改为"你那里出了什么事啦？"等。改变形式以后的问题不带指责性，求助者没必要自我辩解，反而能引导他自我探索。

（2）多重选择性问题。比如："你有什么感觉，是沮丧还是生气？""上星期日你是离开家还是在家里待着？"等，这类问题并不是开放性问题，仍然是封闭性问题，使我们获得的信息仍然受到限制。改变这种问题的办法是去掉选择部分，"你有什么感觉？""上星期日你都做了些什么？"

（3）多重问题。如："你认为他对这个问题的看法怎样呢？"或者"他的父亲是怎样看这个问题的呢？你本人又是怎样做这件事的？"出现这种连珠炮性质的问题，可以使求助者不知所措，只能回答他认为最重要的一个方面。对一件事从几个方面同时提出问题的做法，往往表现出心理咨询师急躁和没耐心，是那些没有经验和缺乏训练的咨询人员的表现。

（4）修饰性反问。这类问题实际上并不构成问题，因为它不需要回答也无法回答。比如"您只谈学生学习不好，可当今的教师水平和学校纪律又是个什么情况呢？""您知道，一个人怎么能发现真理呢？"这样的问题常常使会谈陷入僵局。即使是把会谈接下去，也会把所谈的内容引向空洞和抽象的评价，离开具体问题，对求助者毫无益处。

（5）责备性问题。这是以反问形式责备求助者。如："现在这样，当初你干什么来着？""这件事你凭什么能肯定？"这种问题会让求助者产生很大的威胁感，因此引起防卫心理。这对推动交谈没任何好的作用，所以在咨询中应严加杜绝。

（6）解释性问题。这是心理咨询师表达自己对问题的看法和理解，而不是推动求助者去自我探索。和责备式提问一样，这类问题对求助者的自我探索作用很小，特别是与当事人观点不一致时，更不应以疑问方式反问对方。关于如何提问的问题，应当在临床实践中认真对待，因为它直接影响求助者和心理咨询师的关系。

（六）会谈内容的选择

会谈内容的选择是极重要的，特别是把会谈作为治疗手段时，会谈的内容必须认真选择。

选择会谈内容的原则如下：

（1）适合求助者的接受能力，符合求助者的兴趣。

（2）对求助者的病因有直接或间接的针对性。

（3）对求助者的个性发展或矫正起关键作用。

（4）对深入探索求助者的深层病因有意义。

（5）对求助者症状的鉴别诊断有意义。

（6）对改变求助者的态度有积极作用，对帮助求助者改善认知和正确理解问题有帮助。在选择会谈内容时有一大禁忌，即不可把精神分裂症的症状作为会谈和讨论的内容。

（7）会谈法的有效性。会谈法的有效实施，其关键在于咨询师是否能正确地把握求助者的精神状态和行为特点。对于初学心理咨询的人来说会感到有些茫然，因为精神活动和行为涉及的面很广，会使人不知从何入手。

四、注意事项

（1）态度必须保持中性。接待、提问、倾听过程中，态度必须保持中性，咨询人员的面部表情，提问的语调，动作，均不可表达出对会谈的哪类内容感兴趣，不然可能有暗示和诱导因素介入摄入性会谈中，从而使求助者的报告产生偏离，丢失客观信息。

（2）提问中避免失误。

（3）咨询人员在摄入性会谈中，除提问和引导性语言外，不能讲任何题外话。

（4）不能用指责、批判性语言阻止或扭转求助者的会谈内容。

（5）在摄入性会谈后不应给出绝对性的结论。

（6）结束语要诚恳，客气，不能用生硬的话做结束语，以免引起求助者的误解。

课后练习

1. 在摄入性谈话中，对倾听的理解正确的是（　　　）

A. 自然随意地倾听，不要随便地打断

B. 全神贯注地倾听，给予适当的评论

C. 自然随意地倾听，给予恰当的评论

D. 全神贯注地倾听，不要随便地打断

2. 针对心理问题和行为问题的干预所进行的会谈叫（　　　）

A. 摄入性会谈

B. 鉴别性会谈

C. 治疗性会谈

D. 咨询性会谈

3. 修饰性反问引起的后果是（　　　）

A. 求助者自我探索过多

B. 谈话的内容过于具体

C. 对求助者毫无益处

D. 使求助者过分依赖

参考答案：1.D　2.C　3.C

第三单元 正确使用心理测验

一、学习目标

学会正确使用心理测验。

二、工作程序

（1）向求助者说明选用量表对确诊的意义并征得求助者同意。求助者有权知道为什么要进行心理测量和为什么选用这种而不是其他测量手段。所以，咨询人员必须满足求助者的要求，尊重他们的权利，只有当求助者表示同意并愿意密切配合时，才可以实施测评工作。

（2）依据求助者心理问题的性质选择恰当的心理测验项目。在初诊接待中，咨询人员先通过摄入性会谈法，对求助者的心理问题进行初步理解和判断。比如，已初步确定求助者的问题属于某一方面的问题（如情绪、思维方式、人际关系、行为习惯或人格特征等），之后，为确定理解和判断的可靠性，再选择相应的问卷或量表做进一步探索。

（3）测量结果如果与临床观察、会谈法的结论相左，不可轻信任何一方。必须重新会谈，而后再测评。

三、相关知识

依据求助者的心理问题选择恰当的心理测验项目。

（1）选择测评量表，应有指向性，如求助者有明显的焦虑情绪，可选用与情绪有关的量表。

（2）为了确定非情景性症状的性质，应使用人格问卷，以便探索症状的人格因素。

（3）为寻找早期原因，可选用病因探索性量表（如生活事件量表），可以查找两年以来是否有重大生活事件发生，或是否有应激的叠加效应发生等。

（4）为排除疾病而使用量表。当临床表现超出心理问题常规表现时，若怀疑有精神疾病，可使用 MMPI；若觉得智力有问题时，可用智力量表；若怀疑是神经系统疾病时，可选用神经心理学测评手段等。

总之，在心理诊断中使用心理测量工具应当有一定针对性，应围绕已形成的初步印象或求助者的某些特殊表现来选用。

四、注意事项

（一）不得乱用心理测验

所谓乱用心理测验，是指：

（1）目的不明确、依据不充分地随意使用。

（2）单纯依据心理测验结果，不与临床表现相对照，片面地给出诊断和制定矫治措施。

（3）未查明某种心理测验自身可靠性（信度、效度）以及常模的时限便在临床上使用。

（4）在诊断目的以外使用心理测验。

（5）不按心理测验的程序要求和操作规定实施心理测验。

（6）超出某种心理测验的自身功能，主观地解释数据和结果。

（7）使用盗版软件实施心理测验。

（8）将直接翻译而未经修订的测验工具用于临床。

（二）不得使用"地毯式轰炸"方式实施心理测验

所谓"地毯式轰炸"方式，是指：

（1）在不理解各种心理测验本身独有的功能，对临床表现尚未形成印象时，便将各种测验工具一一实施，以求从中寻求可能的临床线索。这种抛弃摄入性会谈法、调查法和观察法，只依靠测验法的方式是不可取的。

（2）只为了经济效益而大量地、目的性不强地使用心理测验，是职业道德所不允许的。

课后练习

1. 对心理测量的功能的理解正确的是（   ）

A. 心理测量的作用是极其有限的

B. 为使对方信任，可适当地夸大测量的功能

C. 心理测验可超出咨询的范围

D. 心理测验应限制在咨询范围内

2. 所谓乱用心理测验，并不是指（   ）

A. 为寻找心理问题的原因而使用量表

B. 在诊断目的以外使用各种心理量表

C. 在临床上使用直接翻译的测验工具

D. 凭借直觉解释数据及结果

3. 使用心理测验时，把握正确的是（   ）

A. 使用心理测验的目的不一定只为诊断

B. 为深入了解对方，应尽量多做心理测验

C. 有时依据心理测验结果可以给出诊断

D. 任何情况下都应按操作规定实施测验

参考答案：1.D 2.A 3.D

第四单元 一般临床资料的整理与评估

一、学习目标

学会对临床资料的整理（使用摄入性会谈法获取的临床资料，必须有条理地加以整理之后才能进行合乎逻辑的分析，并对各种与临床表现有关的资料加以综合，最后才可以作为诊断依据，为完成诊断任务，应在操作步骤中列出提纲，供整理资料时参考）。

二、工作程序

（一）整理归纳一般资料

按如下提纲整理归纳一般资料（可列表填写）。

1. 求助者的人口学资料

（1）姓名、性别、年龄、出生地、出生日期。

（2）职业、收入、经济状况、受教育状况。

（3）宗教、民族、婚姻状况（未婚、已婚、离异）。

（4）现住址、邻里关系、社区文化状况（商业区、工业区、农村、城乡接合部、文化区）、联系方式。

2. 求助者生活状况

（1）居住条件。

（2）日常活动内容、活动场所。

（3）生活方式和习惯。

（4）近期生活方式有无重大改变。

3. 婚姻家庭

（1）一般婚姻状况（自由恋爱、他人介绍、包办、买卖婚姻），婚姻关系是否满意（性生活、心理相容度）。

（2）婚姻中有无重大事件发生，事件原因中有无道德和文化因素。

（3）家庭组成成员，对家庭各成员的看法，家庭成员在日常生活中的分工，自己在家庭中所起的作用。

（4）家庭中发生的重要事件和原因，原因中有无道德、文化因素。

4. 工作记录

（1）对工作的态度、兴趣、满意程度。

（2）是否改变过职业，理由何在。

5. 社会交往

（1）社交网以及社交兴趣和社交活动的主要内容。

（2）与自己交往最多、最密切的人有几个。

（3）能给予求助者帮助的人和求助者帮助过的人有几个。

（4）举例说明社交中的相互影响。

（5）社交中互相在道德和法律方面的责任感。

（6）参加集体活动的兴趣如何。

6. 娱乐活动

（1）最令求助者感到愉快的活动。

（2）求助者对愉快情绪体验的描述是否恰当。

7. 自我描述

（1）描述自己长处、优点时的言辞、表情、语言、语调是否夸大或缩小。

（2）描述自己缺点时的言辞、表情、语言、语调、是否夸大或缩小。

8. 求助者个人内在世界的重要特点

（1）想象力。

（2）创造性。

（3）价值观（对生活享乐方面、社会责任方面、追求精神生活质量方面的价值取向）。

（4）理想（已经付诸行动的理想）。

（5）对未来的看法：

①希望明年发生什么事。

②希望5～10年内发生什么事。

③对未来事件发生的理由和判断依据。

④对现实状况能否捕捉住关键和重点。

9. 在上述提纲内容之外，求助者谈及的或调查了解到的其他资料另外列出，以供诊断时参考

（二）整理个人成长资料

按以下提纲整理个人成长史资料（可列表填写）。具体操作：

1. 婴幼儿期

围产期、出生时的情况、包括母亲身体状况、服药情况、是否顺产。

2. 童年生活

①走路、说话开始的时间。

②与大多数儿童比较，有无重大特殊事件发生，现在对当时情景的回忆是否完整。

③童年身体情况，是否患过严重疾病。

④童年家庭生活、父母情感是否和谐。

⑤童年家庭教养方式，学校教育情况，有无退缩或攻击行为。

3. 少年期生活

①少年期家庭教育、学校教育、社会教育中有无挫折发生。

②少年期最值得骄傲的事和深感羞耻的事是什么。

③少年期性萌动时的体验和对待。

④少年期有无严重疾病发生。

⑤少年期在与成人的关系中，有无不愉快事件发生，有无仇视、嫉恨的事或人。

⑥少年期的兴趣何在，有无充足时间做游戏，与同伴关系如何。

4. 青年期

①青年期最崇拜的人是谁。

②爱情生活状况（有无失恋等）。

③最喜欢读的书籍。

④学习（包括升学）有无挫折。

⑤就业有无挫折。

⑥婚姻是否受过挫折。

⑦有无最要好的朋友，朋友的状况如何（包括职业、道德行为、法律意识）。

5. 个人成长中的重大转化以及现在对它的评价

（三）整理求助者的精神、身体和社会工作、交往状态

按以下提纲整理求助者目前精神、身体和社会工作与社会交往状态。

1. 精神状态

（1）感知觉、注意品质、记忆、思维状态。

（2）情绪、情感表现。

（3）意志行为（自控能力、言行一致性等）。

（4）人格完整性、相对稳定性。

2. 身体状态

（1）有无躯体异常感觉。

（2）求助者近期体检报告。

3. 社会工作与社会交往

（1）工作动机和考勤状态（在校学生学习动机和考勤状况）。

（2）社会交往状况（接触是否良好）。

（四）对资料来源的可靠性予以说明

所谓资料来源的可靠性，是指报告临床情况的人不是求助者自身，而是其亲友或转诊的中介人。由于亲友和中介人受专业知识、职业特点的影响，他们对问题的客观性质不能按专业要求作出评价，所以，心理咨询人员应当去伪存真地审视这类资料。而在整理资料时，来自亲友和中介人的资料，应首先判断其真实程度并给予附加说明后方可使用。

中介人若是心理咨询人员，其提供的某些资料很可能包括一些初步诊断性的结论，对这些结论性资料也应进一步核实，核实之后才能被视为可用资料。

（五）按资料的性质分类整理

在收集临床资料时，各类资料可能是互相交错的，如环境条件、个人情绪、表现、个人的看法等，可能是混杂在一起的，面对相互交错和混杂的资料，往往给思考、判断带来不便，所以，应按资料性质加以整理，这样才能使咨询人员更容易判断不同资料之间的纵向、横向以及逻辑关系。

为工作方便，可按表 1-1 进行分类整理。利用此表了解各种资料之间的纵向关系。对资料的整理，还可以按照与心理问题有关的三个方面即个体情况、环境情况和临床专业初步评价进行整理。

表1-1　不同性质临床资料的时间顺序分类表

事件发生时间顺序	事件性质			
	环境生活事件	认知	情绪	行为
年　月　日				

三、相关知识

（一）给临床资料赋予意义

当我们赋予某种资料以具体意义时，一般采用三种方法或三个思路。第一是"就事论事"，第二是"寻找相关"，第三是进行"迹象分析"。

所谓迹象分析的做法，就是把事实作为一种结果、一种症状而进一步去寻找原因。

（二）影响资料可靠性的因素

在这方面我们可能犯的错误有以下几点：

第一，过分随意地交谈。咨询室的倾向性很可能给求助者形成暗示，造成求助者的自我评价和环境判断的失真，这对所获资料的可靠性有重大影响。

第二，同一个咨询机构中，收集资料者如果也是后来的决策者，那么，咨询师的早期印象可能影响最终诊断和咨询决策。

第三，资料的收集并不是一件容易的事，因为求助者都是有个性特点的人，可以要求他们提供自己的生活情境。

第四，对初期印象和后来新资料之间的矛盾，假若处理不当，会影响诊断与咨询。

（三）职业倾向对理解资料的影响

在咨询心理学的实践领域中，由于职业关系，往往使人们看问题的出发点不尽相同。

第一种是非专业的观察者，他们只是依据日常生活的概念，从自然的角度看问题；

第二种是从医疗的或病理学的角度看问题，他们倾向于求助者有病；

第三种是从行为主义心理学或教育工作者的角度看问题，容易强调求助者是学习、行为或认知方面的障碍；

第四种是生物学家，倾向于从人的发展生长角度上看问题，认为问题的关键是自我发展上受到阻碍；

第五种往往是生态学家或持生态学观点的人，他们觉得当事人的问题是与环境失去了平衡等。

四、注意事项

第一，一定要仔细。严格按技术要求去搜集和评价各类资料的内容。

第二，咨询师给出的评估有错误或把握不大时，应进行集体讨论，以保证意见的正确性。

课后练习

1. 个人成长史资料的整理包括（　　　）

A. 对成长中事件的评价

B. 家族中其他成员的状况

C. 朋友的身体状况如何

D. 最喜欢的人的状况如何

2. 求助者目前状态的整理包括（　　　）

A. 居住条件和经济状况

B. 躯体感觉和体检报告

C. 家庭情况和婚姻状况

D. 生活方式和价值取向

参考答案：1. A　2. B

第五单元　了解求助者的既往史，寻找有价值的资料

一、学习目标

学会从求助者以往的咨询（或治疗）过程中寻找有价值的资料以利于形成正确的诊断。

二、工作程序

第一，询问求助者以往是否去过医疗机构，详细阅读就诊的病历和有关资料。

第二，询问求助者以往是否去过其他心理咨询机构，其咨询（或治疗）过程如何。

三、相关知识

第一，了解当时咨询师的诊断以及进行过何种治疗，疗效如何。

第二，分析当时去医院就诊的原因哪些是躯体方面的，哪些是心理方面的，以及二者的关系如何。

第三，求助者过去曾经历过心理咨询，很可能由于咨询（或治疗）效果不好而来。而效果不好的原因之一有可能就是诊断不正确。为此，就要对以往的诊断及咨询（或治疗）过程做详细的了解，即使对权威机构的诊断也不要盲从。

第四，有的求助者原来确实患有精神病，但这次的问题并不是原来的精神疾病，而是另外的问题，这些都是要仔细加以区分的。

第五，有的求助者经过以往的心理咨询之后，问题非但没有解决，反而加重。这就必须详细了解其咨询过程，澄清问题的性质，以免对求助者继续造成伤害。

四、注意事项

第一，对那些曾经有过咨询经历的求助者要说明详细了解其既往史的重要性，以免求助者主观上认为哪些重要，哪些不重要而忽略有价值的细节。

第二，在咨询（或治疗）过程中，失误是难免的，正是由于以往别人失误的教训，才使后来者能避免再走弯路，建立新思路。不可在求助者面前对以往的失误进行挑剔和嘲讽，这也是良好职业道德的体现，同时也避免加大对求助者的伤害。

课后练习

了解求助者既往史的内容应该包括（　　　　）（多选）

A.医疗机构的诊断和治疗以及疗效情况

B.到医院就诊的原因是躯体的，还是心理的

C.目前的心理诊断及咨询过程是否正确

D.对以往心理咨询的效果进行正确评价

参考答案：ABD

第二节　初步诊断

心理咨询师在进行初诊接待后，要对所获得的各种资料进行分析综合，确定求助者的问题是否属于心理咨询的工作范围，即能否对求助者提供心理学方面的帮助。

通常一般心理问题最适合于心理咨询。其次就是某些类型严重的心理问题，单独使用心理咨询或配合其他治疗方法也会有很好的治疗效果。至于精神病性心理障碍属于较特殊的专业范围，目前主要靠药物治疗，显然不是心理咨询的工作对象。对于人格障碍及心理疾病边缘状态者，心理咨询的作用也是很有限的。

第一单元　确定造成求助者心理与行为问题的关键点

一、学习目标

学习将各种方式获取的临床资料相互对照印证和比较，确定资料的真实可靠性；学会将各种资料进行纵向和横向比较，抽象概括出牵动各种因素的关键点。

二、工作程序

（1）按表1-2分类填写收集到的全部临床资料。

表1-2　临床资料表

	主诉（对症状的自身体验）	1. 主诉内容一	2. 主诉内容二	……	……	n
一、由不同途径收集到的临床资料（与求助者临床症状相关的）	家属报告	与主诉一相关的报告	同左	……	……	n
	摄入性会谈	与上两项相关的内容	同左	……	……	n
	临床观察	与上三项相关的内容	同左	……	……	n

续表

一、由不同途径收集到的临床资料（与求助者临床症状相关的）	心理测验	与上四项相关的内容	同左	……	……	n
	其他					
二、资料纵向比较，验证可靠性						
三、临床症状与相关因素之间的联系（说明是因果关系或横向影响关系）						

（2）按先后次序，列出临床表现，再列出收集到的各类与临床表现有关的资料，进行对比和分析。

（3）找到引起心理问题的关键点。

所谓引发临床表现的关键点，其内涵有二：

①该因素是多数临床表现的原因或者与多数临床表现有内在联系。

②该因素在个体发展中持久地存在着，并随着生活环境的变化改变自身的形式，但无论形式如何改变，其本身性质不变。

三、注意事项

（1）必须认真对待资料来源的可靠性和资料的真实性，未经验证的资料不能作为分析问题的依据。

（2）资料的分析不能有主观随意性，要符合客观逻辑。

课后练习

1.造成求助者的心理与行为问题的关键点的内涵是（　　　）

A.在个体中持久存在且不随环境的变化而改变形式

B.个别临床表现的原因或与表现有联系

C.该因素无论形式如何改变，其本身性质不变

D.在临床诊断中寻找关键点是相对重要的技能

2.确定心理与行为问题的关键点的原则是（　　　）

A.求助者提供的资料不能作为分析问题的依据

B.咨询师凭借经验可以对初期资料做定性分析

C.资料要可靠、真实，分析要符合客观逻辑

D.求助者家属提供的资料最有可靠性和真实性

参考答案：1.C　2.C

第二单元 确定求助者的问题是否属于心理咨询工作范围

一、学习目标

学会判断求助者的问题是否属于心理咨询工作范围的原则。

二、工作程序

（一）掌握判断正常与异常心理活动的三项原则

1. 主观世界与客观世界的统一性原则

因为心理是客观现实的反映，所以任何正常心理活动和行为必须就形式和内容上与客观环境保持一致性。不管是谁，也不管是在怎样的社会历史条件和文化背景中，如果一个人说他看到或听到了什么，而客观世界中当时并不存在引起他这种感觉的刺激物，那么，我们肯定，这个人的精神活动不正常了，他产生了幻觉。另外，一个人的思维内容脱离现实或思维逻辑背离客观事实的规定性时便形成妄想。这些都是我们观察和评价人的精神与行为的关键，我们称它为同一性（或统一性）标准。人的精神或行为只要与外界环境失去统一，必然不能被人理解。有些学者所称的"人们行为的均值"或"普通行为模式"局部地包含在同一性标准之中，有时，同一性标准要比这两种概念更广泛。比如：按人的行为的均值，在公共场合不能大吵大闹，否则可能是精神不正常。但是，如果一个人在公共场合受到不能容忍的污辱，怒不可遏的情况下大吵一番，这时虽然背离了"均值"水平，但仍然是十分正常的行为，因为它在量与质方面都和外部刺激保持着一致关系。从另一角度来看，有的人虽然在行为上没有超越均值水平，但精神也可能是异常的。比如，一个人有宗教信仰自由是无可非议的，信教的人做祷告也是可以理解的，但是在做祷告的人中，有人可能由于过度的企望而产生幻觉，似乎真的在与天使对话。这时，我们按人的行为的均值去判断与天使对话的人，不能说他的行为是异常的，但是他确实产生了幻觉，精神已经不正常了。

另外，精神病学临床上常把"自知力"作为是否有精神病的指标，其实这一标准已涵盖在以上标准之中。所谓"无自知力"或"自知力不完整"，是一种求助者对自身状态的反映错误或自我认知统一性原则的丧失。

2. 精神活动的内在协调一致性原则

人类的精神活动虽然可以被分为知、情、意等部分，但它自身确实是一个完整的统一体，各种心理过程之间具有协调一致的关系，这种协调一致性保证人在反映客观世界过程中的高度准确和有效。比如一个人遇到一件令人愉快的事却做出难过的反应，或是对痛苦的事做出快乐的反应，我们就可以说他的心理过程失去了协调一致性，转为异常状态。我们把心理过程之间的协调一致性作为区分正常与异常的标准之一应该是最容易理解的。

3. 个性的相对稳定性原则

每个人在自己长期的生活道路上都会形成自己独特的个性心理特征，这种个性特征形成之后具有相对的稳定性，在没有重大外界变革的情况下，个性突然发生改变，我们也要怀疑一个人的精神活动是否出现异常，这就是说，我们可以把个性的相对稳定性作为区分精神活动正常与异常的标准之一。比如，一个用钱很仔细的人突然挥金如土，或者一个待人接物很热情的人突然变得很冷淡，如果我们在他的生活环境中找不到足以促使他发生如此改变的原因时，我们就可以说他的精神活动已经偏离了正常轨道。

（二）依据求助者具有典型意义的某些特异行为表现定性

有些异常心理行为很典型，因而具有诊断和鉴别诊断意义。如周期性发作的抑郁或抑郁与躁狂的交替发作，有助于"躁郁症"的诊断。

（三）从求助者的"求医行为"来判断其有神经症或重性精神病

患有神经症的求助者常常表现为强烈的求治愿望而主动求医，而患有重性精神病的求助者很少主动求医。

（四）从求助者对症状的自知程度来分析

患有神经症的求助者对自己的症状是有自知力的；相反，重性精神病求助者对自己的症状没有自知力。

（1）明知不该反复洗手或反复检查门锁好了没有，但又不能控制，因而痛苦，是强迫症的典型症状；而如果有反复出现的评论性幻听或有被控制（被影响）的妄想，有思维鸣响、思维插入或思维被撤走以及思维广播等症状，则可能是精神分裂症的表现。

（2）对那些患有神经症的成年人来说，其中大部分先是在综合医院里经过了一段时间的治疗，甚至是反复的检查，最后认为没有器质性的病变，被诊断为"神经官能症"；有的也可能下了"神经症"或神经症分类以下的"焦虑症""强迫症"等更为具体的诊断，但由于沿用生物医学模式的治疗，疗效不佳，本人十分痛苦，时间常以年计，有强烈的求治动机，甚至遍访心理专家。

就患有神经症的少年儿童来讲，他们的求医行为可表现为反复地向家长诉说自己的"难受"，对于家长要带其去医院看病常表现得十分顺从和合作。

患重性精神病的求助者很少主动求助。大多由家属强行陪同而来。其中有的可能是遭受精神重创后的反应性精神病；也有的是精神分裂症的早期，症状不典型，在其他机构也曾求治过，诊断意见不一致，希望再进行进一步的咨询；也有的是病人家属不相信精神分裂症的诊断，一厢情愿地希望只是一般的心理障碍，或虽然承认是精神分裂症，但希望不用抗精神病的药物，认为其副作用大，会把脑子"吃坏""越吃越傻"，留下后遗症等（有些抗精神病药物所引起的锥体外系统的反应让病人家属有这种想法是可以理解的），希望心理学专家通过咨询方式劝说病人改变那些荒诞不经的妄想，回到社会现实中来；也有的家属考虑到病人的升学、就业、婚姻等方面，认为找心理咨询师治疗，可以缩小社会影响面，因为心理问题总比精神病容易接受些。

如果精神分裂症求助者的家属在求医时表现出对诊断的怀疑，那么精神分裂症求助者本人则常表现为"否病拒医"。尽管在别人看来，其心理行为障碍已表现得非常明显，应当立即进行治疗，但他们却常以各种理由拒绝治疗，坚决不去与"心理"或"精神"有关的机构。但要注意这种拒绝求医的行为有时会以一种变相的方式表现出来。

（3）所谓对症状的"自知"，是指求助者能否认识到自己的心理行为异常，以及对这些异常做怎样的解释。

具有一般心理问题的人也可以出现失眠、不安、不思茶饭、情绪低落等心理行为异常。但自己能认识到这些问题的存在，也能分析其产生的原因，希望通过一定的方法来解决。

患有神经症的求助者，对自己的症状也很了解，能非常详尽地诉说自己的痛苦和不幸，有时能找出问题发生的原因并推论其与症状之间的逻辑关系，甚至夸大其症状的严重程度，特别害怕会不会转成精神病，简单地说，就是承认自己有病；而重性精神病患者则常是顽固地坚持自己的妄想是真实的，坚持那些对自己有明显伤害的行为而不感到痛苦，他们对别人说自己精神有问题特别敏感而且坚决予以否认，对症状毫无自知力。

某些重性精神病的早期症状可能不典型，而有些神经症也会出现某些思维和行为的异常，所以应全面综合地分析所获得的各项资料，透过现象看本质，力求做出早期诊断，如有困难应及时请求会诊或转诊。

前述两项操作步骤在临床实践中并不是各自孤立进行的，咨询师需随时按照神经症和精神病症状学的原则对来访者的心理或行为异常的症状反复地进行分析、比较和判断，发现来访者所具症状的实质部分。也就是说，当你倾向于把来访者的症状归属于神经症时，要再进一步按重性精神病的症状学核实一下，特别要注意有些重性精神病（如精神分裂症）的早期症状并不典型。反之，当你倾向于把来访者的症状归属于重性精神病时，也要注意到有些神经症的病人也会出现某些思维障碍和行为异常。

（五）不属于心理咨询范围问题的处理

一般而言，一个人如果没有问题，他（她）不会上门来访，但是心理咨询师必须明确自己的工作范畴。因为有些问题即使和心理有关也不是心理咨询所能解决的，有些问题心理咨询可能只是部分地起作用，对此心理咨询师要有自知之明，不能包揽一切。

例如，夫妻俩已经决定要离婚，想问一下孩子由谁来抚养比较好，心理咨询师可以提供参考意见；股民们要选择什么股票，应该找股评家咨询，但因炒股票失利引起的焦虑情绪可找心理咨询师。此外，老年痴呆，儿童智残等都应及时地转到有关科室处理。

第三单元　对求助者形成初步印象，对一般心理健康水平进行分析

心理咨询人员对资料整理分析之后，必须对求助者的心理问题和行为问题就严重程度和归类诊断方面，形成大致的判断，这称为初步印象。基本确定求助者心理活动的薄弱环节。

而后，对求助者心理问题的严重程度、对当前的一般心理健康水平予以评估。在进行心理诊断的同时，这类评估是十分重要的。

一、学习目标

据观察、会谈和心理测验结果，对求助者的心理与行为问题形成临床初步印象。

二、工作程序

（1）使用"心理健康水平评估的十项指标"，对求助者心理健康水平进行衡量。

（2）选择有效的测评工具对求助者的问题进行量化的系统评估。

（3）完成上述工作之后，再对某些含混的临床表现进行鉴别诊断，初步区分一般心理问题、严重心理问题和神经症性心理问题。

三、相关知识

（一）关于心理诊断

"心理诊断"一词，最早出现在 M. 罗夏的《心理诊断》一书中。

当时他提出这一概念，专门是用于精神病学的，但是，这一概念很快便超出了医学范围。在临床心理学中，成人和儿童的智力测量、人格倾向的测定、能力和各类偏常行为的测定工作也都被涵盖在这一概念之中。第二次世界大战以后，人们由于社会的激变而发生种种心理障碍，这时也把鉴定和区别各种情绪障碍的手段称为心理诊断。

随着情况的复杂化，心理诊断虽然在内涵方面仍然是通过观察法、会谈法、实验法、测验法和量表法来评定人的心理和行为状态，但这一概念在外延上却发生了分化。那些以正常成人和儿童为对象的心理测量工作被称为广义的心理诊断，而在临床心理学中作为精神病辅助诊断手段和对各种心理障碍进行确诊的测量工作被称为狭义的心理诊断。目前，这两种心理诊断虽然都在使用，但临床心理学中专门用于咨询和治疗的测量方法应是严格意义上的心理诊断。

（二）心理诊断的科学性

一种心理诊断是否具有科学性，可以从以下几方面评定：

（1）任何单项测定均应有可比较的常模，常模必须是通过信度和效度都靠得住的量表或测验做出的。

（2）诊断几乎无法根据一个单项测定而得出，它只能是对多项测定进行综合分析的结果，这就要求各单项测定之间必须有内在逻辑性。同时，测定结果与临床症状应有相对一致性，为此，测定必须接受上述所谓内在逻辑性和相对一致性的检验。

（3）心理学各基础学科所验证了的规律是心理诊断方法的出发点，所以，心理诊断的提出和方法设计都应以各基础学科的规律和操作原则为依据。

（4）心理诊断应接受临床实践的检验。

（三）心理诊断的目标

心理诊断的目标与一般性心理学研究的目标是极不相同的。一般心理学研究的目标是寻求人类总体或某一群体的共同心理规律；心理诊断则是以个体为目标，探求某一个体在群体中的位置，确定个体行为与常模偏离的程度和距离。比如，一般心理学研究受暗示性问题时是为了探求受暗示性的自然分布状况，而心理诊断则是研究某一个人受暗示的程度以及这种程度在自然分布中的位置，由此判断是不是致病的因素。

（四）心理诊断在临床心理学中的重要性

任何人都可以直观地理解心理诊断的必要性和目的性。正像一个内科咨询师在决定对病人进行治疗之前必须弄清疾病的性质、种类和病情一样，一个心理咨询师要想切实解决求助者的心理问题或解除他的心理障碍，就必须对求助者的智力、情绪和个性有一定的了解；对他的个人生活史、目前生活状况、人际关系、工作性质有一定了解；对他的心理问题或障碍的形成发展、严重程度以及对其他心理活动的影响有一个确切的判断，而后，才能选择最恰当的治疗方法和制订符合求助者实际情况的治疗方案。

在心理咨询和治疗的临床实践中，上述过程经常被称为"心理诊断"。但"诊断"这一概念过分强调了结果而忽视过程，所以，随着学科的发展，为更确切地说明治疗之前的决策过程，目前多采用"心理评估—诊断"这一概念。

心理诊断这一概念虽然就内涵方面都是以观察法、会谈法、实验法或测验法来获取临床资料，并通过对资料的分析对求助者的心理状态和个性特征做出判断，但由于工作对象和任务的不同，所以使心理评估—诊断这一概念在外延方面形成广义和狭义两种。广义的心理评估既涉及正常成人和儿童的心理能力和个性的测评，也涉及精神病人的辅助诊断。狭义的心理诊断则是专门为临床心理咨询和治疗而进行的心理测评工作。精神病的诊断完全是依据精神病学的诊断标准，心理评估只有参考价值，而心理问题、严重心理问题和神经症性心理问题的分类和鉴别则是依据心理诊断的标准，所以，更准确地理解和使用心理评估—诊断的概念，应限制在临床心理学范围内。

四、注意事项

第一，心理诊断中，避免"贴标签"，应以现实的临床表现为依据。

第二，对难以确定诊断的案例，力争通过会诊解决问题。

课后练习

1.评估求助者的一般心理健康水平的手段是（　　　　）

A.逐个使用国内通用的诊断及鉴别诊断标准来衡量

B.选择有效的测评工具对求助者的问题进行质量系统控制

C.逐个使用国际通用的诊断及鉴别诊断标准来衡量

D.逐个使用"心理健康水平评估十项指标"来衡量

2.对判断区分心理正常与心理异常的原则的理解正确的是（　　　　）

A. 背离一条原则者就可能为异常

B. 背离两条原则者可能为异常

C. 背离三条原则者才可能为异常

D. 背离一条原则者不可能为异常

3. 对症状自知力的理解正确的是（　　　）

A. 求助者能认识自己的异常，但不能做出解释，说明自知力完整

B. 求助者能认识问题的存在，但不能分析原因，说明自知力完整

C. 求助者能找出问题的原因及与症状的关系，说明自知力完整

D. 求助者出现某些思维障碍和行为的异常，说明自知力丧失

4. 对主客观统一性原则的理解正确的是（　　　）

A. 人的精神或行为只要与外界环境失去统一，就不能被人理解

B. 人的行为虽在量与质方面和外部刺激保持一致，但不一定正常

C. 人在行为上只要是超越了均数水平，就表明精神必然是异常的

D. 正常的心理活动和行为，在形式和内容上不一定与客观环境一致

5. 对人格相对稳定性原则的理解不正确的是（　　　）

A. 是区分精神活动的状况正常与异常的标准之一

B. 在没有重大外界变革的情况下，一般不易改变

C. 在存在重大外界变革的情况下，可能发生改变

D. 在存在重大外界变革的情况下，一般不易改变

参考答案：1.D　2.A　3.C　4.A　5.D

第四单元　一般心理问题的诊断

一、学习目标

通过案例分析，掌握一般心理问题的诊断方法。

二、工作程序

（一）把握主导症状

所谓主导症状是指那些使求助者感到痛苦而迫切需要解决的问题（即异常的心理

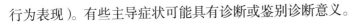

行为表现）。有些主导症状可能具有诊断或鉴别诊断意义。

（二）掌握一般心理问题的特点

一般心理问题是指在近期发生的内容尚未泛化、反应强度不太强烈的情绪问题，常能找到相应的原因，其思维合乎逻辑，人格也无明显异常。这类心理问题是心理咨询的主要工作对象，心理咨询有较好的效果。

三、注意事项

实际上，非精神病性心理障碍者是心理咨询的主要工作对象。当然，也还有一部分是为了子女教育、求职人才培养、选拔、婚恋指导等来访，对此，心理咨询工作者也要在力所能及的范围内给予咨询指导，如感到不能胜任，应实事求是地介绍给有关部门或专家解决。

（1）对于初学者来说，采集资料属于基本功，所以，必须严格按要求操作，不能怕麻烦。

（2）收集资料也是个人思维品质的训练，所以在操作中应主动地体会各类资料间的逻辑关系，形成良好的思维方式。

第五单元 严重心理问题的诊断

一、学习目标

学会对严重心理问题做出诊断。

二、工作程序

（1）分析求助者是否经历过较强烈的现实性的刺激。

（2）分析求助者的内心冲突是否属于道德性质或现实意义，是否有求治的愿望。

（3）分析求助者的心理、生理及社会功能各方面是否受到影响。

（4）分析求助者的问题是否由其器质性的病变所引发。

（5）综合以上分析，排查、鉴别神经衰弱、神经症或其他精神病。

三、相关知识

通过一个案例来学习诊断知识。

某男，18岁，艺术学校三年级学生。

自述：从小喜欢绘画，想报考中央美术学院。认为上文化课纯粹是浪费时间，故从一年级就经常借故逃避上文化课。自认为应该用这些时间来练习自己的绘画技巧，但家长不同意，理由是文化课必须有一定的分数才能录取。自认为只要稍微看看就能通过，用不着花费那么多时间，为此经常与父母冲突。很是心烦，即使在家作画，也没有好心情。进入高三后，发现自己绘画的水平没有多大提高，而文化课也不如自己想的那么简单，恐怕自己考中央美院的理想要落空，很是焦急，睡眠不好（主要是入睡困难）。父母更是经常责备自己不听家长的意见，自己心中有些后悔，但表面上还要装出理直气壮的样子，不肯承认。还有几个月就要参加考试了，一家人都着急，自己更感到希望渺茫。对生活中的其他事情也打不起精神。拿起画笔，经常发呆，觉得画笔很沉重。听课时注意力不集中，记忆力很差。该生的母亲证实儿子所说的内容属实。有位专家建议，让他看心理咨询师。

本例分析：

（1）自一年级开始的要不要学文化课与绘画之间的冲突，直到高考时的心理冲突，都是具有现实意义的心理冲突。

（2）为自己的发展前途和现实考试规定，与家长产生矛盾，长期情绪不好。

（3）不良情绪泛化到生活的其他方面。

（4）出现睡眠问题，学习受到影响。

（5）多次检查，没有器质性病变。

对该求助者的诊断：严重心理问题。

四、注意事项

第一，健康心理咨询的心理诊断，力求与典型的神经衰弱、神经症相鉴别。

第二，心理冲突的性质对鉴别诊断有重要意义。

第三，通常情况下，对青年人来说，关系到个人发展前途的事件，大致都属于高强度刺激。

课后练习（多选）

1.对一般心理问题的理解正确的是（　　　　）

A.问题内容尚未泛化

B. 咨询效果一般较好

C. 反映不太剧烈

D. 人格没有明显异常

2. 判断严重心理问题时，应该考虑到求助者（　　　）

A. 是否经历较强烈的现实性刺激

B. 内心的冲突是否属于道德性质

C. 身心及社会功能是否受到影响

D. 是否存在着器质性的病变基础

参考答案：1.ABCD　2.ABCD

第六单元　提出心理评估报告

一、学习目标

综合初诊材料，对求助者的问题性质、程度及可能的原因做出评估。

二、工作程序

（一）临床资料的核实

一般使用调查法（访问求助者的父母、朋友、同事等）。

（二）评估求助者的心理、生理及社会功能状态

当咨询师向求助者试问"您希望在哪些方面得到我们的帮助"时，求助者常会对其心理、生理及社会功能状态做出回答，但其回答的内容可能只是其心理、生理或社会功能的某一方面。例如：求助者可能回答说："我很心烦。"心烦是一种心理状态，但说得比较笼统，咨询师必须就"心烦"这一话题展开询问。例如：它从什么时候开始，是经常的还是断续的，除了心烦以外还有哪些心理感受，此外还要了解有关的生理及社会功能状态。

无论采取有结构式的会谈或无结构式的会谈，为了不遗漏信息，其所询问的内容都应满足第一节第四单元中所列提纲中第（三）项，关于"求助者目前精神、身体和社会工作与社会交往状态"的要求。

所谓评估实际上是要求咨询师确定求助者心理、生理及社会功能的哪方面出了问

题，其表现程度如何，引发问题的关键点和原因是什么。

（三）导致心理问题的原因分析

仅仅对求助者心理、生理及社会功能状态做出评估只是一种现象学的诊断（或如医学上所说的"症状诊断"），为了解决问题，心理咨询师还必须探明引发心理问题的原因，即要做原因诊断。引发心理问题的原因也可能不止一个，要分别对其在求助者心理问题的发展中所起的作用大小做出评估。

在对求助者心理问题产生原因进行分析时，不同学派有不同的观点。例如：精神分析学派强调潜意识中的冲突，童年时期的情结；行为主义学派强调条件反射的形成；认知理论则强调不正当的认知评价方式等。我们主张，在融会贯通的基础上，因人而异，灵活运用。

（四）写出分析评估报告

综合以上三项内容，确定求助者心理问题的性质及产生原因，写出分析评估报告。

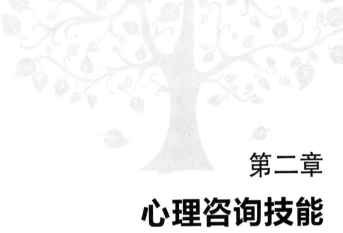

第二章

心理咨询技能

第一节　建立咨询关系

咨询关系是指心理咨询师与求助者之间的相互关系，咨询关系在咨询中具有非常重要的意义。

第一，良好的咨询关系是开展心理咨询的前提条件。心理咨询师和求助者是两个不同的人，双方的人生观、价值观、生活态度、生活方式等都可能存在巨大的差异，双方关系如何，是否能够相互接纳、理解和信任等，决定了咨询关系是否能够存在。很难想象在双方互相排斥、敌对的情况下，咨询关系还能存在。

第二，良好的咨询关系是咨询达到理想效果的先决条件。心理咨询要帮助求助者解决心理问题，但任何心理咨询学派的理论和方法，都必须建立在良好咨询关系的基础上，才能体现出助人的效果。因此，建立良好的咨询关系是心理咨询的核心内容之一。

咨询关系的建立与维护受心理咨询师和求助者的双重影响。首先，心理咨询师的咨询理念、咨询态度、个性特征等对咨询关系的建立与维护有至关重要的影响，咨询态度不仅仅是单纯的方法，而是心理咨询师职业理念和人性的表达。其次，求助者的咨询动机、合作的态度、期望程度、悟性水平、自我觉察水平、行为方式以及对心理咨询师的反应等也会在一定程度上影响咨询关系及咨询效果。

第一单元　尊重

一、学习目标

理解和掌握尊重的含义以及在心理咨询中的意义，掌握如何对求助者表达尊重以及在表达尊重时的注意事项。

二、工作程序与相关知识

尊重就是心理咨询师在价值、尊严、人格等方面与求助者平等，把求助者作为有思想感情、内心体验、生活追求和独特性与自主性的活生生的人去看待。尊重既是建立良好咨询关系的基础，也是建立良好咨询关系的重要内容。要做到尊重，首先应该理解尊重的意义。罗杰斯非常强调尊重对心理咨询的重要意义，他提出心理咨询师应该"无条件尊重"求助者，并将其列为使求助者人格产生建设性改变的关键条件之一。他认为求助者想得到帮助，迫切需要知道咨询师是否能够很好地理解他们的内心感受和想法，如何看待他们的过去和现状，而咨询师的尊重恰好能打消求助者的顾虑。心理咨询师尊重求助者，求助者能体验和感受到，咨询师的尊重给求助者创造了一个安全、温暖的氛围，使其敞开心扉，最大限度地表达自己，也使咨询师可以完整把握、体验求助者的内心世界。尊重可以使求助者感到自己是受尊重的、被理解的、被接纳的，从而获得自我价值感。特别是对那些急需得到尊重、接纳、信任的求助者，尊重本身就会产生明显的助人效果。尊重还可以使求助者对咨询师产生信任感，强化咨询动机，端正合作态度，增加咨询的主动性、自觉性等。尊重也可以激发求助者的自尊心和自信心，开发求助者的潜能，使之具有改变自我的力量。这些都是咨询取得效果的基础，具有非常重要的意义。

为了理解和掌握尊重的意义，恰当地对求助者表达尊重，应着重理解和掌握以下几点。

（一）尊重意味着咨询师对求助者无条件地接纳

在心理咨询中，"尊重"一词所有的中文含义都是成立的，尊重是平等，是礼貌，是信任，是真诚，是保护求助者的隐私，等等。尊重的心理学核心和本质是心理咨询师对求助者的接纳，既接纳求助者积极、光明、正确的一面，也要接纳其消极、灰暗、错误的一面；既接纳和咨询师自己相同的一面，也要接纳和自己完全不同的一面；既接纳咨询师喜欢、赞同的一面，也要接纳咨询师厌恶、反对的一面；既接纳求助者的价值观、生活方式，也要接纳其认知、行为、情绪、个性等。总之，尊重就是接纳求助者的一切，无条件地接纳求助者的全部。

从态度上讲接纳是中性的，所谓"接纳"，不是咨询师欣赏或喜欢求助者表达的某些内容，也不是咨询师讨厌或仇恨求助者表达的某些内容，而是中性的接纳，即咨询师知道了求助者表达的某些内容。这就像一个电影院，只要有票，什么人都可以去看电影，允许持票人进入影院就是对有票人的接纳，而不管他道德品质如何、财富如何、婚姻如何、年龄如何、文化程度如何，等等。没有喜欢、厌恶等情感内容，没有欣赏、仇恨等态度差别，这就是接纳。同理，心理咨询师对求助者的接纳应该体现在接纳求助者的一切上。

理解接纳或做好接纳对某些心理咨询师来说是困难的，原因在于心理咨询师与求助者可能是完全不同的，其人生观、价值观、生活态度、生活方式等都可能存在极大的差异。一个持传统道德观、非常痛恨婚外感情的咨询师面对一个因婚外感情痛苦的求助者时，可能压抑不住内心的痛恨、反感，从而难以接纳求助者的言行。一个非常乐观、开朗的咨询师面对一个消极、悲观的求助者时可能会流露出不满和指责。一个爱学习的咨询师在面对某个不愿意下功夫学习的学生时，可能会提出批评。这些都不是接纳，更不是无条件的接纳，而是都存在着先决条件。心理咨询师应该把自己的价值观抛开，不按自己的生活态度、生活方式要求求助者，应该无条件地接纳求助者，无论求助者是一个什么样的人，有着何种信仰、怎样的价值观，也无论存在多么扭曲的认知、偏激的行为、偏执的个性、消极的负性情绪等。总之，就是要接纳求助者的一切。

在咨询理念上，心理咨询师务必理解，接纳求助者，这是心理咨询师职业道德的基本要求，也是心理咨询职业活动的基本条件。咨询师应该把求助者视为有人权、有价值、有情感、有独立人格的人。咨询师应该尊重求助者的价值观，不能把自己的价值观强加给求助者，不能按照自己的好恶接纳或拒绝求助者，更不能要求求助者按照心理咨询师的生活态度、生活方式去生活。对求助者而言，心理咨询师的价位是中立的，态度是非评判性的。以上这些是咨询师与求助者互相接纳与平等的基础。

（二）尊重意味着平等

心理咨询师对求助者的尊重也表明咨询师与求助者之间是平等的。平等，体现在心理咨询师与求助者在价值、尊严、人格等方面的平等。现实生活中，人与人之间的关系在很多方面是不平等的，老师教育学生，教练指导运动员，警察改造犯人。这些都是不平等的关系。而咨询师与求助者之间的关系是平等的，心理咨询师应该主动忽略双方在价值观、信仰、民族、职业、地位、文化程度、金钱、个性及心理健康程度等方面的差异，不因差异批评、指责求助者，或接纳、奉承求助者，或排斥、贬低求助者，更不因相貌美丑、年龄大小、身体情况等歧视求助者，不以自己的好恶厚此薄彼。

（三）尊重意味着礼貌

心理咨询师的工作是帮助求助者解决心理问题，因此双方建立起平等、信任的关系是非常重要的，而礼貌则有助于建立这种关系。礼貌是一种态度，中华民族是非常强调礼仪文明的，咨询师对求助者热情、礼貌，必然会使求助者感受到尊重。如求助者进入咨询室，咨询师应礼貌相待："你好，请坐！"礼貌也是一种姿态，无论面对怎样的求助者，即使是无礼或失礼的求助者，咨询师始终应该以礼相待。面对一个喋喋不休、不停抱怨他人的求助者，咨询师不粗暴地打断求助者，这也是礼貌。对求助者的礼貌应该体现在不批评指责、不歧视嘲笑、不冷漠无情等方面。

（四）尊重意味着信任

心理咨询师与求助者之间建立信任的关系是非常重要的，信任是尊重的基础与前提。咨询师只有对求助者信任，才能尊重求助者，才能全身心地帮助其解决心理问题。求助者既然前来求助，心理咨询师就应该充分信任求助者的求助动机。

首先应该相信求助者有解决心理问题、改变自我的主观愿望。在咨询开始阶段，良好的咨询关系还没有完全建立，求助者在某些敏感、隐私问题上可能会有所顾忌，表现出犹豫或有意的掩饰等，咨询师应理解求助者的表现，通过理解、温暖等解除求助者的顾虑，促使双方建立信任感。

其次应该相信求助者需要解决自身的心理问题，但由于其心理能力等原因，可能会出现各种矛盾或不一致，也可能会出现阻碍咨询的一些因素，咨询师不能简单地否认求助者解决心理问题的动机，应该帮助求助者澄清。另外，还应该相信求助者可以通过自身的努力进行自我调节、自我发展，最终解决自身的心理问题。

（五）尊重意味着保护隐私

在心理咨询中可能会涉及求助者某些方面的秘密或隐私，咨询师对求助者的尊重就是要对这些内容给予接纳和保护，不去赞赏或批评，也不随意传播。对求助者暂时不愿透露的隐私，咨询师可通过承诺保密，打消求助者的顾虑，而不应逼问，除非涉及危害公共安全等问题。对于求助者主动诉说的秘密或隐私，咨询师不必评价，也不应干预，更不能因为好奇而询问。

（六）尊重意味着真诚

心理咨询的过程中，心理咨询师的尊重表现之一是真诚。尊重不代表咨询师没有原则、没有是非观念、没有主见，或是无原则地迁就求助者。尊重应体现在对求助者的真诚上，应该怀着真诚的心、真诚的情感、真诚的态度对待求助者。真诚体现在咨询中，咨询师根据咨询关系的建立情况，表明自己的观点、态度、意见等。咨询师与求助者有不同的观点、意见等，不是不尊重求助者，更不是否定求助者，而是在良好的咨询关系已经建立起来的前提下，适度地表明对求助问题的看法，这不但不会损害咨询关系，还会对咨询有积极的促进作用。

三、表达尊重的注意事项

第一，心理咨询师在咨询中应接纳求助者，尤其接纳求助者与咨询师自己不同的方面，如自己所反对、否定、反感的内容，也应接纳其消极、灰暗、错误等内容。

第二，心理咨询师在价值、尊严、人格等方面与求助者是平等的，不能因双方地位、知识、金钱、文化等差异奉承或歧视求助者。

第三，心理咨询师应遵循礼仪，礼貌待人。

第四，心理咨询师应该信任求助者。

第五，心理咨询师不要主动探问求助者的秘密、隐私，对求助者主动诉说的秘密及隐私应该予以保护，不随意传播。

第六，心理咨询师对求助者应该真诚。

第七，当心理咨询师难以接纳求助者时，可以转介，这本身也是对求助者的一种尊重。

课后练习

1. 咨询关系的建立受到（   ）的双重影响

A. 咨询师与求助者

B. 咨询动机与期望程度

C. 自我察觉水平与行为方式

D. 合作态度与咨询方法

2. 正确的咨询态度包含的五种要素是尊重、热情、真诚、共情和（   ）

A. 咨询特质

B. 积极关注

C. 咨询技巧

D. 职业理念

3. 尊重求助者的意义在于（   ）

A. 使求助者最大限度地表达自己

B. 使求助者获得自我价值感

C. 可以唤起求助者自尊心和自信心

D. 以上三点

4. "无条件地接纳"求助者，并不意味着（   ）

A. 接纳求助者的全部优点和缺点

B. 对求助者的恶习无动于衷

C. 充分尊重求助者的价值观

D. 接受求助者的积极面和消极面

参考答案：1.A 2.B 3.D 4.B

第二单元　热情

一、学习目标

理解和掌握热情的含义以及在心理咨询中的意义，掌握如何对求助者表达热情，如何营造热情、温暖的气氛，了解在表达热情中的注意事项。

二、工作程序与相关知识

在心理咨询中，心理咨询师既要表现出接纳求助者、平等交流、帮助求助者解决心理问题的理性部分，也应该表现出热情助人的浓厚的感情色彩。热情应该是心理咨询师助人愿望的真诚流露，尊重而不同于热情，仅有尊重会使咨询师与求助者之间显得公事公办，将两者结合，才能情理交融，感人至深。热情应该体现在咨询的整个过程，心理咨询师热情、耐心、周到、细致的态度能使求助者感受到咨询师的关心、温暖，感到自己得到最友好的接待。这些对建立良好的咨询关系是非常重要的。

要理解热情的意义，对求助者表达热情，应着重理解和掌握以下几点。

（一）在初诊接待阶段打好热情的基础

求助者在初诊接待阶段可能抱有非常复杂的心态，大多数求助者可能对心理咨询似懂非懂，既迫切希望得到帮助，希望咨询是有效的，咨询师是出色的，又担心咨询师的态度，担心咨询师是否会批评、指责自己，还怀疑其帮助自己的能力等。因此，求助者可能表现出不安、疑惑、紧张、犹豫等。心理咨询师的热情、友好、温暖等可以有效地消除求助者的不安与紧张，可以使求助者感到自己是被接纳、受欢迎的。

在初诊接待阶段，咨询师可以关切而简单地询问求助者以前是否进行过心理咨询，是否了解心理咨询，是否需要介绍心理咨询是怎么回事等。这些充满热情、关切的询问会使求助者感到咨询师的热情、温暖和可亲，有利于良好咨询的开始。但开场白一般应以几分钟为宜，时间久了，可能会使求助者觉得咨询师并不关心他来咨询室的目的，也可能会使一些急于解决问题的求助者认为咨询师故意耽误时间，产生紧张感。

（二）通过倾听和非言语行为表达热情

在心理咨询过程中，咨询师应适度地运用倾听技巧，对求助者表现出最大限度地倾听，这本身就是对求助者的热情。同时也要关注求助者非言语行为的表达，目光关注求助者，面部表情、身体姿势等都表达出对求助者的关心和热情。咨询师的热情可以大幅激发求助者的合作愿望，而对有些求助者而言，咨询师的热情本身就有助人的效果。咨询过程中，咨询师应非常认真，一旦漫不经心或随意打断求助者的话语，可能使求助者感到咨询师对自己缺乏热情，因此失望和不满。

（三）咨询中认真、耐心、不厌其烦，是热情的最好表达

咨询中有些求助者可能与咨询师存在明显的价值观冲突，或在生活方式、态度上明显不同，甚至引起咨询师的厌烦等情绪；有些求助者可能缺乏逻辑性，在表达上思路不清，语无伦次；有些可能文化水平较低，让咨询师不知所云；有些可能过于紧张，前言不搭后语；有些可能心存顾虑，顾左右而言他。凡此种种都让咨询师难以清楚地理解求助者。面对求助者的种种情况，咨询师应该表达出对求助者的热情、耐心、不厌其烦，不把自己的价值观、生活方式和生活态度强加给求助者。具体表现是咨询师应根据求助者难以表达的原因，循循善诱，耐心细致地梳理。如果求助者缺乏逻辑性，咨询师应善于整理归纳，帮助求助者建立理性逻辑。如果求助者文化水平低，咨询师可以帮助求助者叙述，主动澄清心理问题的表现、原因等。如果求助者过于紧张，咨询师可以重新阐述保密原则，说明心理咨询是帮助求助者的，来安定求助者的情绪，促使求助者顺畅表达。如果求助者摸不着头绪，不知该讲什么或不该讲什么，先讲什么或后讲什么，咨询师可以多启发，适当多提一些问题，指出明确的谈话方向和范围。如果求助者主次不清，表达混乱，咨询师应耐心倾听，从而归纳总结出重点问题和一般问题，发现关键所在。

对求助者表达的任何内容，咨询师都应接纳，对求助者诉说的符合咨询目标的内容，咨询师应予以肯定或鼓励，对没有实际意义的内容不能漫不经心，也不能厌烦，尤其应该注意不能批评求助者。在对求助者进行心理帮助的过程中，求助者可能出现反复，有些原本已经改变的认知、行为或情绪等也可能会回到原来的样子。此时，咨询师不应批评指责求助者，尤其应该热情、耐心，不厌其烦地帮助求助者。在对求助者进行启发、引导，并进行指导、解释和训练时，求助者可能似懂非懂，也可能接受、改变得较慢，甚至反复，咨询师更应表现出热情和耐心。

咨询中为促进求助者的有效表达，咨询师要正确使用参与性技巧。

（四）咨询结束时，使求助者感到温暖

在每次咨询结束时，咨询师应该感谢求助者的密切配合，可以通过咨询小结、布置作业、告知注意事项、适当鼓励求助者，促使求助者回去后继续进行自我探索和改变，以巩固咨询效果。咨询师可以热情地询问何时有时间进行下次咨询，使求助者感受到他是受欢迎的，从而促成对咨询的期待。

热情是建立良好咨询关系的重要内容，也是心理咨询师的必备素质，热情是咨询师真情实感的表达。只有对求助者充满热情、爱心和关切，才能在咨询中体现出最大的热情和温暖，才能推动咨询向前发展，实现帮助求助者解决心理问题的目的。而缺乏热情的咨询，必然使心理咨询工作变成模式化的公事公办，既无法帮助求助者解决心理问题，也无法体现咨询的效果，甚至还会给求助者造成伤害。

三、表达热情的注意事项

第一，心理咨询师在咨询的始终都应对求助者充满热情、耐心，不厌其烦地帮助求助者，而不是对求助者漠不关心。

第二，心理咨询师应该认真、热情地帮助求助者表达。

第三，心理咨询师在求助者叙述时应该做好倾听，耐心、细致地循循善诱，不因求助者表达的内容而批评、指责求助者。

第四，当遇到阻碍咨询的因素时，更应对求助者表现出热情和耐心。

第五，心理咨询师在求助者出现反复时应耐心，不急躁，应不厌其烦地、热情地帮助求助者。

课后练习

热情与尊重相比，下列说法中错误的是（　　　　　）

A. 尊重与求助者的距离更近些

B. 热情要体现在咨询的全过程

C. 尊重具有理性色彩

D. 热情具有感情色彩

参考答案：A

第三单元　真诚

一、学习目标

理解和掌握真诚的含义以及心理咨询中的意义，掌握如何对求助者表达真诚以及表达真诚的注意事项。

二、工作程序与相关知识

心理咨询师在与求助者构建良好咨询关系中，真诚是一个非常重要的因素。真诚，是指咨询师对求助者的态度真诚，咨询师以"真实的我""真诚的我"的角色帮助求助者，没有防御式伪装，不把自己隐藏在专业角色下，不带着"咨询专家"的假面具，表里如一、真实可信地置身于与求助者的关系中。

咨询师的真诚具有如下重要意义：

第一，真诚可以为咨询营造安全、自由的氛围，使求助者感到可以向咨询师敞开心扉，袒露自己的内心世界，坦陈自己的心理问题所在，包括软弱、失败、过错、隐私等而无须顾虑，同时感受到自己是被接纳、被信任、被爱护的。

第二，咨询师的真诚为求助者提供了一个良好的榜样。通过榜样学习，求助者学会真实地与咨询师交流，坦然地表露或宣泄自己的喜怒哀乐等情绪，并可能发现和认识真正的自我，在咨询师的帮助下，促进自我探索和改变，而这种改变会减少会谈过程中的模糊不清和误解，使双方的沟通清晰和准确。

咨询师在对求助者表达真诚时，重要的是真实和诚恳，但真诚不是简单的不掩饰、不虚伪、不说假话，把握真诚应该理解和掌握以下问题。

（一）真诚不等于实话实说

有些咨询师认为真诚就是实话实说，在咨询中想怎么说就怎么说，而不应该去刻意修饰。其实这是对真诚的误解，是对真诚僵化的、绝对化的理解。真诚与实话实说之间既有联系，又不能等同。对真诚正确的理解，恰恰不是实话实说。咨询过程中双方通过语言进行交流，话应该如何说既是理念的问题，又是技巧问题。咨询师表达真诚应该遵循既对求助者负责、又有利于求助者成长的原则，这一原则还应该贯穿于咨询始终。因此，咨询师的真诚不等于想说什么就说什么的实话实说，一些可能伤害求助者或破坏咨询关系的话，虽不能实话实说，但应该真诚表达。

咨询中面对求助者的种种问题和表现，咨询师应更多地表现出真诚，一个存在不良人际关系但把原因都归咎于他人的求助者问咨询师："您说，这能怪我吗？"咨询师说："你把原因都归咎于他人，我看不到你在自己身上找原因，实际上别人都看不起你为人处世的方式，尤其是你得理不饶人的做法。"这可能是事实，但实话实说很可能使求助者感觉咨询师和其他人一样在批评、指责他，因而产生破坏良好坏良好的咨询关系的作用。真诚的说法是："你更多地寻找了他人的原因，也许你忽略了在自己身上找原因。实际上别人可能只是对你为人处世的方式有些不同意见而已，你可以思考在你有理时你是怎样做的。"咨询师真诚的描述比实话实说更准确，避免了贴标签或过分概括化、绝对化的印象。咨询师这种真诚的态度能够被求助者感觉到，也容易被求助者所接受，从而促进其认真地思考，自然就会促进咨询关系的发展。当良好的咨询关系已经建立，有时也可以使用较为激烈的语言或在口气上重一些，但这样做的目的是刺激求助者，促使其对自己问题的严重性有所认识，即使如此，态度上也要真诚，而且一般不宜多用。

（二）真诚应该实事求是

咨询师的真诚体现在咨询态度上，但应该建立在实事求是的基础上，不能脱离事实基础。一位身高 1.69 米的男性，为自己的身高自卑，咨询师不能置事实于不顾，对求助者说："别听别人的，你哪里矮了，我看你比我还高。"这样的话只能让求助者感到咨询师的虚伪并引起气愤，将损害咨询关系。真诚的表达是："按照国人的标准，你的身高确实矮了一些，我能理解你因为自己的身高而自卑。"这是非常诚的，求助者能感受到他被咨询师理解了。

在咨询中，咨询师可能会遇到各种各样的求助者，面对求助者五花八门的问题，咨询师可能不具备有效帮助求助者的经验，甚至可能对某些问题无从下手。有些咨询初学者很注意树立个人威信，希望求助者对自己产生敬佩。有些咨询师为了维护自信或尊严，或者为了炫耀自己的知识、能力等，会掩饰自己在知识、经验等方面的欠缺，置事实于不顾，过分注意个人威信，不懂装懂，装腔作势。这种表现一旦被求助者察觉到，很容易失去对咨询师的信任，拉大两者之间的距离，给沟通带来困难，而且不懂装懂还可能误导求助者，更加严重地破坏咨询关系。在这种情况下，咨询师应真诚地承认自己的不足，因为求助者更愿意接受真诚的咨询师。

（三）真诚不是自我发泄

在咨询过程中求助者的某些问题或情感可能与咨询师的相同或相似，求助者的话可能对咨询师有所触发，咨询师可能有感而发。这种有感而发属于自我发泄，是真诚的禁忌，在咨询中应该尽量避免。如一位求助者，经过努力拼搏，但仍然为还有几十万的住房贷款没有还完苦恼。咨询师恰好也买了房子，也还有贷款没有还完，有与求助者相同的经历和感受。这位咨询师有感而发，从国家的政策到房地产商的利润，从咨询师的收入到房子的地理位置等，滔滔不绝，把咨询变成了自己的发泄。这样，一方面占用了大量的时间，另一方面置求助者于不顾，很可能喧宾夺主，让求助者怀疑咨询师连自己的问题都没有解决，是否还有能力帮助自己，也使求助者对咨询师的形象产生疑问。

（四）表达真诚应该适度

有些咨询师对真诚的理解有限，以为真诚既然是建立良好咨询关系的关键，就应该表达得越多越好，其实不然。咨询师过多的表达会适得其反，如同对求助者热情一样，过度的热情或真诚可能让求助者怀疑咨询师的动机，损害咨询关系。

（五）真诚还体现在非言语交流上

咨询师的真诚不仅仅体现在语言上，还应该体现在非言语交流上，咨询师在咨询中采用的非言语的身体语言更是表达真诚的最好方法。咨询师关注的目光流露的是真诚。前倾、谦和的姿势表达的是真诚；倾听时平和的表情显示的是真诚；无条件地接纳求助者表述的任何内容，点头就是真诚；无论求助者的认知多么扭曲，行为多么怪异，情绪多么低落，咨询师平和的声音就是真诚；不管求助者如何阻抗咨询或移情，咨询师热情助人的真情流露就是真诚。

（六）表达真诚应考虑时间因素

在真诚的表达上，可能会因时间的不同而有所不同。在咨询的早期，良好的咨询关系还没有建立起来。真诚的表达应体现在"不虚伪"上，咨询师可以更多地倾听而不急于表达自己的观点或评价等。随着时间的延长，如果良好的咨询关系已经建立，咨询师可以真诚地指出求助者的不足或缺点，也可以表达自己的观点或评价等，但以不损害咨询关系为原则。

（七）真诚体现在咨询师的坦诚上

咨询师是否真诚会在咨询中表现出来，例如介绍自己时，有些咨询师可能摆出一副大师的样子，觉得自己无所不能，这不是真诚。真诚应该如实相告自己的教育背景、从事咨询的时间、擅长与不擅长的咨询内容等。真诚是咨询师内心的真情流露，不是靠技巧获得的。真诚应该建立在正确的职业理念下，建立在对求助者乐观的看法、信任的态度、充满关切和爱护的基础上，同时也建立在咨询师接纳自己、充满自信的基础上。真诚是咨询师的基本素质要求，是咨询师潜心修养、不断实践的结果。

三、表达真诚的注意事项

第一，心理咨询师必须理解真诚不等于实话实说，说实话不完全是真诚。

第二，真诚不能脱离事实，应该实事求是，不能不懂装懂。

第三，心理咨询师不能有感而发，忘情发泄自己的内心世界。

第四，表达真诚应适可而止，过度的真诚反而适得其反。

第五，表达真诚还体现在非言语上，身体姿势、目光、声音、语调等都可以表达真诚。

第六，表达真诚应根据咨询的进程而有所变化。

课后练习

1.真诚是指咨询师在咨询过程中（　　　）

A.以"职业的我"出现

B.没有防御式伪装

C.把自己藏在专业角色的后面

D.按照例行程序公事公办

2."真诚不等于说实话"的含义是（　　　）

A.真诚与说实话之间没有联系

B.表达真诚不能通过言语

C.表达真诚应有助于求助者的成长

D.真诚就是说好话

参考答案：1.B　　2.C

第四单元　共情

一、学习目标

理解和掌握共情的含义以及共情在心理咨询中的意义，掌握如何与求助者共情以及在共情中的注意事项。

二、工作程序与相关知识

咨询师对求助者内心世界的理解及体验就是共情。"共情"一词在心理咨询各理论流派中有不同称谓或译法，如"共情""投情""神人""同感心""同理心""通情达理""设身处地"，等等。

在咨询过程中，如何理解求助者是一个非常重要的问题。有些咨询师可能只是站在自己的角度去体验求助者的内心世界，这样做的结果往往是求助者感到自己不被咨询师所理解，不但难以建立良好的咨询关系，也往往打击了求助者继续咨询的动机。

心理咨询中，咨询师需要也必须体验求助者的内心世界。

（一）共情的含义

按照罗杰斯的观点，"共情"是指体验求助者内心世界的能力。共情的具体含义包括：第一，咨询师通过求助者的言行，深入对方内心去体验他的情感与思维。第二，咨询师借助于知识和经验，把握求助者的体验与其经历和人格之间的联系，更深刻地理解求助者的心理和具体问题的实质。第三，咨询师运用咨询技巧，把自己的共情传达给对方，表达对求助者内心世界的体验和所面临问题的理解，影响对方并取得反馈。

（二）共情在心理咨询中的意义

共情在心理咨询中具有如下非常重要的意义。

第一，咨询师通过共情，能够设身处地准确理解求助者，把握求助者的内心世界。

第二，咨询师通过共情，使求助者感到自己是被理解、被接纳的，从而促进良好咨询关系的建立。

第三，咨询师的共情鼓励并促进求助者进行深入地自我探索、自我表达，深入、全面、准确地认识自我，也促进了咨询双方的理解和更深入的交流。

第四，咨询中某些求助者迫切需要理解、关怀，迫切需要情感倾诉，咨询师的共情可以直接起到明显的助人效果。

（三）缺乏共情的表现或后果

咨询中，某些咨询师，尤其是心理咨询的初学者，可能对求助者缺乏共情，缺乏共情的咨询可能会导致咨询受限或失败。缺乏共情的表现或后果主要表现为：

第一，求助者可能感到失望，由于感到自己不被咨询师所理解而较少甚至停止自我表达，也因此减少或丧失了继续咨询的信心。

第二，求助者可能觉得受到伤害。因为缺乏共情，咨询师可能对求助者不理解，或理解得不深入、不准确，或轻视求助者所面临的问题，进而表现出冷淡、反感、不耐烦，甚至对求助者批评指责，从而使求助者受到伤害。

第三，影响求助者进行自我探索。自我探索是求助者心理成长的重要过程，但由于咨询师缺乏共情，忽视求助者的自我探索，不对其自我探索进行鼓励，则可能影响求助者的自我探索和对自身的深刻了解。

第四，影响咨询师对求助者的反应。由于缺乏共情，咨询师可能不能真正体验求助者的内心，因而做出的反应可能偏离了求助者的问题或缺乏针对性。

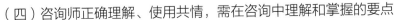

（四）咨询师正确理解、使用共情，需在咨询中理解和掌握的要点

1. 咨询师务必理解，要理解求助者，达到共情，一定不能只站在自己的角度上，而应该站在求助者的角度看待求助者的问题

咨询师与求助者很可能是两个完全不同的人，其价值观、生活方式、生活态度等可能完全不同，其认知能力、行为模式、个性特征等也不尽相同。如果咨询师只从自己的角度看待求助者，则很难理解求助者，根本无法实现共情。只有站在求助者的角度才能理解并体验到他的内心世界，才能做到、做好共情。咨询师应该置身于求助者的处境，体验他的内心世界。越是如此，就越能深刻、准确地理解求助者，共情的层次也就越高。为此，咨询师应该不断提醒审视自己，是否站在了求助者的角度上看求助者的问题，是否设身处地地理解了求助者，是否真正做到了共情。

2. 咨询师的共情不是要求必须有与求助者相似的经历感受，而是能设身处地地理解求助者

有些初学者知道应该运用共情去理解求助者，但却常常担心自己的生活经历中不曾有与求助者相似的经历，觉得很难从内心深处设身处地地理解求助者。其实这是初学者的误区。咨询师共情的基础不是要求必须具有和求助者相似的经历才能做到共情，而是要求站在求助者的角度去看待求助者及其问题。

3. 表达共情应因人而异

咨询师的共情，其目的就是深入、准确地理解求助者及其存在的问题。但求助者是各种各样的，也会带来不同的表现与问题。因此，咨询师对不同的求助者，在不同的咨询阶段表达共情时应有所区别。咨询中那些迫切希望得到理解，迫切需要抒发自己内心感受的求助者更需要共情。一位到咨询室宣泄情感，把诉说作为主要咨询目标的求助者与一位把诉说当作交流形式的求助者相比，前者更需要共情。一般来说，对于求助者，情绪反应强烈的与情绪稳定的比，表达混乱的与表达清楚的比，需要理解愿望强的与理解愿望一般的比，咨询师应给予前者更多的共情。

4. 表达共情应把握时机，共情应适度

共情不是不分时机地一味强调理解求助者的内心，当求助者表达出其内心世界时，咨询师不必急于表达共情，不能在求助者表达中随意插入，这样反而可能使求助者对咨询师急于表达产生误解，也容易破坏求助者的情绪。一般应该在求助者对某一问题及其对应的情绪完整表达后再表达共情为宜。此外，表达共情应该适度，共情反应的程度应该与求助者的问题的严重程度、感受程度等相匹配。过度表达共情，容易使求助者感到咨询师小题大做，从而对咨询师产生误解。但共情表达不足，也容易使求助者感觉咨询师不理解自己，或理解得不深入、不准确，从而影响求助者继续咨询

的愿望。

5. 表达共情要善于把握角色

咨询师表达共情，要站在求助者的角度来看待求助者，在角色上可以把自己当作求助者，但要善于把握咨询师—求助者角色的转换。咨询师应能进能出，角色转换自如，恰到好处，才能达到最佳境界。初学咨询者可能容易进入求助者的角色，也确实体验到了求助者的内心世界，与求助者同喜同悲，但完全忘记了咨询师的角色。这样做虽然共情了，但可能失去了客观性，也难以实施对求助者的心理帮助。咨询师在共情的同时，应该保持客观公正的态度，防止完全受求助者的影响。咨询师的共情在角色转换上的理解是指：咨询师体验求助者的内心"如同"体验自己的内心，但永远不要变成"就是"，这就是共情的真谛。

6. 表达共情要善于使用躯体语言

咨询师表达共情，除言语表达外，咨询师还应学会非言语表达，如目光传递、面部表情、身体姿势和动作等咨询师关注的目光，前倾的身体姿势，理解时点头的动作，细微的面部表情变化，等等，都能表达出咨询师对求助者的共情。有时使用非言语表达共情比言语表达更简便有效，咨询师应善于将两者结合起来，恰到好处地应用。

7. 表达共情要考虑求助者的特点与文化特征

咨询师表达共情需要考虑求助者的性别、年龄、受教育程度及文化特征等，这一点在非言语表达上尤其应该注意。国外的咨询师可能用拥抱、抚摸、亲吻等表达自己的共情，但在中国特有的传统文化下，这样未必是恰当的。一般同性之间也许可以存在某些身体接触，一位女咨询师抚摸处在悲痛情绪中的女性求助者头部，握住她的手，轻拍其背部等行为，表达的是咨询师的关切、理解，是共情的非言语表达，是能被双方接受的。但这样的行为若发生在异性间，尤其是对年轻异性而言，往往是不合适的，可能达不到表达共情的目的，相反，会引起不必要的误解。

8. 咨询师应验证自己是否与求助者产生共情

咨询中往往会出现咨询师以为自己已经深刻、准确地理解了求助者，但实际情况却可能存在误差，这在初学者身上可能表现得更为明显。咨询师应适时了解或验证自己是否与求助者达到了共情，在不确定时更应如此。咨询师可以主动采用尝试性、探索性的语气询问求助者，从求助者说出的感受中得到反馈，并根据反馈意见及时做出修正。

三、表达共情需要理解和掌握以下几点

第一，咨询师视角需要转变，务必从求助者的角度而不是自己的角度看待求助者及其存在的问题。

第二，共情的基础不是有与求助者相似的经历和感受，而是要设身处地地理解求助者及其问题。

第三，表达共情不能一视同仁，而是因人、因事而异，视情而定。

第四，表达共情应把握时机，共情应该适度，才能恰到好处。

第五，表达共情要善于实现咨询师—求助者之间的角色转换。

第六，表达共情还应善于使用躯体语言，注重姿势、目光、声音、语调等表达。

第七，表达共情应考虑求助者性别、年龄、文化习俗等特征。

第八，咨询师应不断验证是否共情，得到反馈后要及时修正。

课后练习

1. 关于共情，下列说法中错误的是（ 　　 ）

A. 共情就是体验求助者的内心世界

B. 共情就是把握求助者的情感、思维

C. 共情就是最关键的咨询特质

D. 共情就是必须与求助者拥有同样的情感

2. 共情对于咨询活动而言，最重要的意义在于（ 　　 ）

A. 有利于咨询师收集材料

B. 建立积极的咨询关系

C. 有利于求助者自我表达

D. 可使求助者感到满足

3. 缺乏共情容易造成的咨询后果是（ 　　 ）

A. 求助者充满期待

B. 求助者加紧自我探索

C. 求助者感到受伤害

D. 咨询师的反应更加具有针对性

参考答案：1.D　2.B　3.C

第五单元　积极关注

一、学习目标

理解并掌握积极关注的含义以及在心理咨询的意义，掌握积极关注的方法以及在积极关注中的注意事项。

二、工作程序与相关知识

如何看待求助者是咨询师咨询理念的展现，也涉及咨询师对求助者的基本认识和基本情感。心理咨询师从事的是助人工作，咨询师首先必须抱有一种信念，即求助者尽管表现出各种问题和症状，但其自身仍会有这样那样的长处和优点。每个人的身上都有一定的潜力、潜能存在，都存在着积极向上的成长动力，通过自己的努力和外界的帮助，求助者是可以改变的，可以拥有健康快乐的生活，可以生活得比现在更美好。这一观点对于心理咨询师来说非常重要，所有有效的咨询都被认为可以使求助者产生积极、正向的改变。

（一）积极关注的含义及意义

所谓积极关注，就是咨询师对求助者言语和行为的积极、光明、正性的方面予以关注，从而使求助者拥有积极的价值观，拥有改变自己的内在动力。通俗地说，积极关注就是辩证、客观地看待求助者。积极关注不仅有助于建立良好的咨询关系，促进沟通，而且本身就其有咨询效果。尤其是对那些自卑感强或因面临挫折而"一叶障目不见泰山"者，咨询师的积极关注往往能帮助他们深化自我认识，全面、客观、准确地认识自己的内部和外部世界，并看到自己的长处、光明面和对未来的希望，从而树立起信心，激发其前进的内在动力，帮助求助者挖掘自身的潜能，促进其向咨询目标前进。

（二）咨询师在对求助者积极关注上，应当注意的要点

1. 积极关注就是辩证、客观地看待求助者

求助者往往带着自己扭曲的认知、消极的行为模式、负性的情绪等前来咨询，咨询师也许不需要做额外的工作就很容易观察体验到求助者消极、灰暗、负性的一面，而求助者积极、光明、正性的一面往往需要咨询师挖掘。

2. 积极关注就是帮助求助者辩证、客观地看待自己

有些求助者因受认知能力的制约，缺乏对自我的深刻认识；有些求助者因为生活

态度消极，忽略了对自我的积极认识；有些求助者由于选择性注意，影响了对自我的全面认识；这些都造成了求助者只看到自己存在的问题、失败、缺点和不足等，并把它们放大，深陷其中难以自拔，而看不见自己的优点和长处。积极关注就是咨询师帮助求助者深化对自我的认识，从只注意失败、缺点和不足转移到客观、全面、准确地认识自己，帮助求助者挖掘自身积极、光明、正性的内容，发现自己的优点、长处和所拥有的资源。

3. 避免盲目乐观

咨询师对求助者的基本态度应该是乐观的，应该积极关注求助者。但有些咨询师片面理解积极关注的含义，表现出对求助者的盲目乐观，这种盲目的乐观使咨询变成一种形式的、教条化的反应，淡化了求助者的问题，同时也缺乏对求助者表达共情的积极关注。咨询师不应泛泛而谈，而应针对求助者的实际问题，客观地引导求助者认识、分析其不足，同时帮助求助者认识到其拥有的资源。

4. 反对过分消极

与盲目乐观相反，有些咨询师则是走向另一个极端。咨询的本质是给求助者以支持、鼓励和帮助，促使求助者从挫折中站起来，走出迷茫的泥潭，减轻或消除痛苦。因此，咨询师应始终立足于给求助者以光明、希望与力量，这就是积极关注的实质。面对求助者的问题、失败、缺点与不足等，咨询师的反应不能是纯自然的、纯客观的，应符合咨询的原则，对求助者负责，促进咨询有效地进行。

5. 立足实事求是

积极关注应建立在客观实际的基础上，不能无中生有，否则求助者会觉得咨询师是在用虚言安慰自己，是咨询师无能的表现，这样的积极关注可能会适得其反。因此，咨询师在积极关注时应该实事求是，不能回避或淡化求助者的失败、缺点与不足等。

咨询中无论遇到哪类求助者，无论求助者有什么样的心理问题，咨询师都应善于发掘求助者身上的闪光点，咨询师不但要关注求助者的潜力和价值，还应该帮助求助者多关注自己的积极、光明、正性的一面，这些正是建立求助者乐观态度的基础。促进求助者自我发现与潜能开发，达到心理健康的全面发展，也是咨询的最高目标。咨询师应把积极关注贯穿于整个咨询过程。

三、积极关注时的注意事项

第一，心理咨询师必须辩证、客观地看待求助者，既要看到求助者的消极、灰暗、负性的失败、缺点与不足，还应看到其长处、优点等积极、光明、正性的一面。

第二，积极关注不仅仅是咨询师积极关注，还应帮助求助者积极关注自己，看到自己的长处和优点等，自己发掘自己内在的潜能与资源。

第三，积极关注时应该避免盲目乐观。

第四，积极关注时尤其应该避免消极。

第五，积极关注也应该尊重现实，实事求是。

第六，积极关注的目的是促进求助者自我发现与潜能开发，达到心理健康地全面发展，这也是咨询的最高目标。

课后练习

关于共情，下列说法中错误的是（　　　）

A. 关注求助者言行的积极面

B. 关注求助者的负性情绪

C. 关注求助者的身体状况

D. 关注求助者对咨询师的态度

参考答案：A

第二节　制订个体心理咨询方案

第一单元　商定咨询目标

一、学习目标

理解和掌握心理咨询目标的内容，通过与求助者共同协商，学会如何商定双方共同接受的有效的咨询目标并加以整合。

二、工作程序与相关知识

（一）商定咨询目标的前期工作

1. 全面深入地了解求助者

咨询中双方商定咨询目标，应该建立在心理诊断阶段已经完成的基础上进行，是咨询师在全面、准确地了解了求助者的具体问题和心理问题、问题性质、严重程度、持续时间以及求助者认知、行为、情绪和个性特征等的前提下进行。

心理咨询师在进行摄入性谈话时听取了求助者自述和他人介绍的情况后，应进一步询问和观察，尽量全面地收集求助者的有关资料。咨询师收集资料应围绕以下七个问题进行。

who，即求助者是谁。咨询师要尽可能详细地了解求助者，如年龄、职业、文化程度、健康状况等，还要了解求助者的认知特点、行为模式、情绪变化等内容。尤其是要掌握求助者的基本性格特征，是内向还是外向、是乐观还是消极、是平和还是易怒、是进取还是退缩、是自制还是冲动等及其表现程度。因为不同的性格与发生心理问题的种类、原因、过程和解决问题的策略等有关，也影响到咨询师所采取的咨询策略。

应了解求助者的成长过程、兴趣爱好、能力等，了解求助者通常对自己、对别人和对现实生活所持的态度及相应的习惯做法，因为这些因素有可能成为求助者心理问题的内在原因。

根据咨询的实际需要，还应了解求助者的成长环境、家庭背景以及目前的生活状况，如现有家庭关系、工作、学习、婚恋、经济收入、人际关系状况等，因为它们往往是求助者发生心理问题的背景因素。

what，即发生了什么事。要了解在求助者身上或身边发生了哪些具体事情和心理问题以及相关的具体细节。

when，即什么时候发生的。咨询中需要了解事情发生的具体时间，是过去的某个时间比如儿童的某个时期还是现在。这样的事情以前是否发生过，次数有多少情况如何。

where，即在哪里发生的。要了解事情发生的地点，或者是在什么样的环境下发生的。

why，即事情发生的原因是什么。有怎样的直接原因和间接原因，表层原因有哪些深层原因有哪些。

which，即事情与哪些人相关。在求助者身上发生的事情肯定与求助者自己有关，但往往也与他人相关，或父母家人，或朋友，或同事领导等，他们与求助者的关系如何。

how，即事情是怎样演变的。事情发生后，求助者是如何认识的，他的情绪、反应行为如何有无得到外界的支持与帮助，事情发生至今有了怎样的变化。

上述资料是非常重要的。由于咨询时间有限，咨询师要在较短的时间内掌握较多的信息，就要注意如何询问，提高问话的技巧。咨询师如能把这个过程变成求助者自己倾诉的过程，就会减少一问一答、求助者被动叙述的现象，同时使这一过程变成有助人效果的活动。

在与求助者交谈时，应采用热情、诚恳、平等、负责的态度，同时，针对不同的对象、不同的心理问题采取相应的谈话方式。

这样做的目的，一方面，如果求助者初次接触咨询师，可能会心里不踏实，特别是心理问题比较严重或内容涉及隐私的时候，此时咨询师可以先谈一些相关的、边缘性的问题，使之有适应的过程。另一方面，咨询师当前对求助者问题的判断并不一定是正确的，先谈点感觉到的问题，以此来获得求助者的反馈，进而调整自己的判断。如果直奔自认为的问题，错了会降低自己在求助者心目中的地位，即使对了，也可能使求助者感到突然。再者，有些求助者对自己的深层次问题不清楚，咨询师太快地把问题实质点出来，求助者难以充分理解，咨询效果就会大受影响。

2. 深入了解求助者时可以参照的思路

（1）明确求助者想要解决的问题。

（2）进一步了解问题的来龙去脉。

（3）通过对求助者言行的反应，澄清求助者的真实想法。

（4）深入探讨求助者心理问题的深层原因。

此外，人的某种心理活动往往是与整个心理活动联系在一起的。思维、情感、行为三者互相联系，牵一发动全身，很难把三者完全割裂开来。一般来说，一者有问题，另两者或多或少、或迟或早也会出现问题。因此，求助者的问题往往不是单一的。比如求助者存在人际关系障碍，但也会同时表现为情绪抑郁、暴躁、烦闷，或注意力不集中，或对生活感到厌烦、失望，等等。咨询师应善于分析，抓住主要矛盾和根本原因，寻找最合适的突破口，才能收到良好效果。

咨询师在倾听求助者叙述、分析心理问题的原因时，要避免先入为主。咨询师不应带有偏见或刻板印象，而应多倾听，在没有明确事实之前，不要轻易下结论。

3. 判断求助者心理问题的类型和严重程度

具体内容详见本教程第一章"心理诊断技能"部分。

（二）咨询目标的定义、来源、商定时机与特征

1. 对咨询目标的理解

心理咨询的定义已经明确了，心理咨询就是要帮助求助者解决心理问题。但在具体的咨询案例中，咨询师到底要给求助者什么帮助，需要首先把咨询目标明确下来。这时的工作就是与求助者商定咨询目标。咨询目标就是求助者通过自我探索和改变，努力去实现的目标。咨询目标也是咨询师通过心理咨询的理论、方法和技巧帮助求助

者，最终促使其实现的目标。从这个角度上讲，咨询目标既是求助者的目标，也是咨询师的目标，是求助者、咨询师双方共同要实现的目标。

2. 咨询目标的来源

咨询时要按照咨询目标进行，咨询目标既不能由求助者提出后再请咨询师帮助实现，也不能由咨询师提出让求助者去执行。咨询目标是双方共同的目标，应该由咨询师与求助者共同商定，"商定"一词生动地解释了咨询目标的来源。有些求助者可能会主动提出咨询目标，但能否成为真正意义的咨询目标，还要看咨询师是否同意，求助者单方面提出的目标可能不是真正的咨询目标。同理，咨询师制定的咨询目标也可能不是真正的咨询目标。有些咨询师的初学者不理解咨询目标是双方商定的，从自己的角度出发为求助者制定了目标，由于没有与求助者协商，这样的目标可能不是求助者想要的或是愿意去实践的，因此在实际咨询中必然影响到咨询效果。至于其他人，更不能成为制定咨询目标的人。看到自己的孩子存在心理问题，父母迫切地希望咨询师帮助孩子改变，他们可能提出目标，希望孩子能够改变成什么样，但这不能成为咨询目标，因为这可能不是求助者愿意做的。同理，通过案例讨论，咨询师的上级、同行或下级也可能知晓了求助者的问题所在，但不能提出咨询目标让咨询师去执行。

3. 商定咨询目标的时机

经过心理诊断阶段，咨询师已经对求助者的具体问题、心理问题有了较为全面、深刻的了解，也知晓了求助者问题的原因、严重程度及持续的时间等，也掌握了求助者的认知、行为、情绪及个性等。在这个前提下，根据心理咨询的流程，就可以与求助者协商咨询方案是什么、咨询目标是什么。

有些初学者很容易在此出现失误，即心理诊断阶段没有完成，就急于与求助者商定咨询目标，更为严重的是没有咨询目标就已经开始咨询了。如某位求助者因为人际关系矛盾前来咨询，求助者陈述了其在人际关系方面的困惑后，某咨询师没有与求助者商定咨询目标是什么，就开始了咨询。这样的咨询必定是咨询师按照自己的理解，教导求助者如何建立良好的人际关系，大讲、特讲建立良好人际关系的方法与技巧。这样的咨询恐怕难以起到心理咨询应有的效果，因为求助者的心理问题也许不是不知道如何与他人建立良好的人际关系，而是以自我为中心，在人际交往中过于敏感所致。因此，必须先商定咨询目标，再进行咨询，有明确咨询目标的咨询才能是有效的咨询。一般来说，咨询师应该避免没有咨询目标或咨询目标不明确的咨询。

4. 咨询目标的特征

有效的咨询目标应该具备如下特征：

（1）属于心理学范畴。咨询师需要理解，咨询的任务是帮助求助者解决心理问题，因此咨询目标应该是属于心理学的范畴。对于不属于心理问题的求助，一般不属于心理咨询的范围。心理咨询主要涉及心理障碍、心理适应、心理发展等方面的问题，只有属于心理学范畴的认知、行为、情绪、个性等方面的内容才有可能成为咨询目标。

对于某些既存在躯体疾病同时又存在心理问题的求助者，心理咨询的目标不是解决躯体疾病而是应该针对躯体疾病引起的心理不适，或者针对引起躯体疾病的心理因素。此时，心理咨询的目标可能和医学的目标有联系，但两者有明显本质的差异。在医疗部门虽然也会涉及心理咨询的思想和方法，但本质上是医学模式的。在心理咨询中，虽然有时也需要药物或其他医疗手段的辅助，但主要的或首要的是心理学的理论和方法。某些从医师改行过来的咨询师在实际从事心理咨询工作时，可能容易将心理问题药物化，如对存在失眠症状的求助者或存在焦虑症状的求助者，不是致力于帮助其解决心理问题，而是给求助者以安眠药、抗焦虑药等，这种情况从严格意义上讲已经不属于心理咨询。区别这一点对于目前中国心理咨询的发展具有重要意义。

（2）积极的。从心理咨询的性质来看，心理咨询的目标应该是积极的。一般来说，面对问题、解决问题是积极的，而回避问题则往往是消极的。咨询目标应该是积极的这一特征容易被某些咨询师所忽视，但其意义很大，咨询目标的有效性，在于咨询目标是积极的，是符合人们发展需要的。有些目标虽能解决求助者的问题，但如果是消极的，就不适合当作心理咨询的目标。

（3）具体或量化的。咨询目标是咨询师、求助者共同努力实现的目标。咨询目标若不具体，或没有量化，咨询中双方就难以执行也难以对咨询效果进行评估。咨询目标越具体，越量化，就越容易执行，也方便进行咨询效果评估。是否实现了咨询目标，咨询效果如何一目了然。

将对咨询目标具体或量化是商定咨询目标中一项非常重要的内容。要使求助者模糊的目标逐渐清晰，具体起来，并能量化出来。通过一个个具体的步骤来实施，这也是大目标与小目标的关系，大目标要分解成几个不同层次的小目标，通过达成小目标而累积成大目标。具体目标是受终极目标指引的具体目标，而不是孤立的具体目标。

（4）可行的。咨询目标是需要双方在咨询中去实现的，因此应该商定在可行的范围内，而不要让咨询目标超出了求助者可能的水平，如没有音乐天赋的人想成为歌唱明星，或超出了现有的水平，不及格者想一下子达到优秀水平，或超出了咨询师所能提供的条件，等等，咨询目标就没有可行性，双方也就很难去实现咨询目标。对于由于咨询师的原因而难以达到目标的，咨询师也要同求助者讲清原因，重新制定目标或中止咨询或转介给合适的咨询师。

（5）可以评估的。咨询目标是双方要实现的目标，应该至少有一种评估手段或方法可以对目标的进展情况或是否实现进行评估。如果咨询目标无法评估，也不称其为咨询目标。咨询中双方可随时对目标实现情况进行及时的评估，这样有助于双方都看到变化，尤其是求助者能看到进步，鼓舞双方信心。通过评估，也可发现存在的不足及问题，及时调整目标或采取措施促进咨询目标的实现。当然，咨询目标的实现有些直接表现为行动改变，有些则可能是观念的转变、情绪的调节等，既可以用求助者的主观体验、观察，也可用心理测验量表来评定。

（6）双方接受的。一般来说，咨询目标是双方要实现的目标，应该由双方共同商定，但无论是求助者主动提出的还是咨询师提出的咨询目标，都应该是双方接受的。若双方的目标有差异，则应通过双方交流来修正，最终双方都接受为止。若无法协调，应以求助者的要求为主。若咨询师实在无法认可求助者提出的咨询目标，经过讨论协商依然无法改变的，也可中止咨询关系或转介给其他的咨询师。

（7）多层次的统一。咨询目标多层次的统一含有三方面的含义。第一，如果仅有一个目标，则咨询目标的特征应该是统一的。即使某次咨询中商定的咨询目标是属于心理学范畴的、积极的但不具体，则不是统一的。第二，如果咨询目标不是单一而是多个的，则目标与目标间应该是协调统一的。如某阶段咨询中商定的咨询目标是改变"别人都看不起我"的错误认知，使自己痛苦的情绪减少到自我感觉的一半左右，那认知、情绪等咨询目标应该是协调统一的。第三，近期目标与远期目标，具体目标与长远目标应该是统一的。双方商定的咨询目标，既有眼前目标，又有长远目标；既有特殊目标，又有一般目标；既有局部目标，又有整体目标。有效的咨询目标应该是多层次目标的协调统一。若只重视眼前局部的目标，虽然也可促进求助者的变化，但其改变可能是个别的、局部的、表面的，甚至是暂时的。只有把这些变化纳入一个更庞大的发展系统中去，才能促进求助者发生本质的变化。所以说咨询目标是多层次的统一。

（三）如何与求助者商定咨询目标

咨询目标是咨询师与求助者共同的目标，是双方都要实现的目标，因此要由双方商定。但双方如何商定，先商定哪些目标，可参照以下思路。

1. 找出求助者的主要问题

所谓求助者的"主要问题"，就是求助者最关心、最困扰、最迫切需要解决的问题。虽然有些求助者在第一次会谈开始时，就会说明最困扰的问题是什么。但有些求助者却需要经过多次会谈，慢慢摸索、探讨，才能明确。其中主要的原因是，有些求助者因为认知能力的局限，不能认识到自己的问题所在。而有些求助者虽然清楚自己的问题所在，但可能不好意思开门见山地诉说自己的问题。总之，在咨询初期，咨询师要想办法弄清求助者的主要问题是什么。这样有助于有针对性地商定咨询目标，也有助于帮助求助者解决主要的心理问题。

2. 确定从哪个问题入手

有时求助者急于解决的问题不止一个，例如学习问题、焦虑问题、失眠问题，等等。咨询师发现其中有一个问题是最重要的，即求助者学习兴趣不大，没有付出应该付出的努力，由此引起学习成绩下降，并进而引起焦虑和失眠。那么，咨询的目标就应集中在如何增强学习兴趣上。

有时求助者的问题并无直接的内在联系，比如，既有学习、焦虑问题，又有恋爱矛盾问题，还有择业困扰等，咨询师经过分析发现，求助者的问题彼此各自独立。此时，咨询目标的确立就要分轻重缓急。咨询师可以与求助者商量。"你认为这些问题中，哪一个对你的影响最大""你认为这几个问题中，你现在最想解决哪一个问题"，从中确定一个，一般不宜同时展开多个目标的咨询。同时，咨询师要通对其中一个问题的分析来促使求助者举一反三，学会自己解决其他问题。

有时求助者的问题有主次难易之分，这就有两种解决办法。一种方法是先解决主要的，再解决次要的，这样就可以提高咨询效率，甚至解决了主要问题，次要问题也就迎刃而解了。问题是一旦不成功或没有实质性的进展，就容易影响求助者和咨询师的信心。另一种方法是先解决次要的、容易的，再解决主要的、困难的。这样做的好处是难度小，双方容易见到咨询效果，有助于提高求助者和咨询师的信心和积极性，对初学咨询者也是一种鼓舞。

有时求助者提出的首先要解决的问题可能与咨询师考虑的有差距。这种差距有时是用词的不同，本质上是一样的；而有时则可能是求助者局限于现实问题，而咨询师则是希望更深层的转变；有时也可能是咨询师未了解清楚具体情况或把握不准，致使目标偏离这些都需要咨询双方共同交流，达成一致。

3. 双方商定咨询目标

商定咨询目标需要求助者与咨询师的共同参与、共同配合。在商定咨询目标时既要考虑到求助者的问题和需要，又要参考合适的咨询理论。既要有具体的小目标，又要有立足于发展和完善的大目标。咨询目标的商定有时会是个过程，会随着咨询的不断深入而有所改变。

咨询实践中，可能咨询师与求助者的目标不太一致。虽经双方讨论，但还是难以统一。在这种情况下，应以求助者的目标为主。这样做的原因是，求助者还不能理解咨询师提出的目标，或者是求助者更清楚自己的问题，而咨询师还没有发现。无论哪一种情况，咨询师都不能要求求助者接受咨询师的目标，否则求助者理解不了，接受不了，不配合，咨询效果就大受影响。双方最初在咨询目标上出现差异是正常的，也是允许存在的，可以随着咨询的深入逐步调整目标。

（四）咨询目标整合

咨询目标商定后，还没完成商定目标的全过程，还需要整合。咨询目标的整合是咨询师一项非常重要的工作。首先咨询师应该把不同的咨询目标分为从一般、普遍、宏观、远期的目标到特殊、具体、微观、近期的目标这样一个连续体，这样就可以把两者有机地统一起来。实现这两种有典型意义的目标统一，是咨询目标整合的重要内容之一，也是心理咨询卓有成效的基础之一。如果只确立目标，或咨询目标没有经过整合，那么就会使咨询效果受到影响，从大目标着眼，从小目标着手，是辩证处理这两种目标关系的准则。

所谓咨询目标中的大目标即终极目标，是促进求助者的心理健康和发展，充分实现人的潜能，达到人格完善，最终拥有健康、快乐的生活。明确咨询的终极目标，具有重要的意义。现实中，相当多的咨询师不重视或者意识不到长远目标、终极目标的重要性，往往局限于求助者明显的问题，头痛医脚，甚至只作表面处理，他们没有探讨求助者的问题是怎样产生的，怎样发展的，因何会如此、背后的机制是什么、如何才能避免发生类似的问题等。这种以问题为取向的咨询，往往只能治标，不能治本。虽然解决了求助者一时的困扰，但对求助者深层次问题的解决和自我成长却收益甚微。反过来，咨询师若能把促进求助者的心理发展作为咨询的终极目标，在此基础上，再根据每个求助者的特殊情况来确定具体目标，这时所确定的具体目标已经不是单一、孤立的目标了，而是连接着终极目标的具体目标，它的指向是明确的，并且在具体实施时，始终是以终极目标为指导的。

以上所谈不只是概念、形式问题，而是对咨询产生深刻影响的大问题。实施一个在长期目标、终极目标指导下的具体目标，会比仅仅只有具体目标具有更深远的意义。也就是说，它的着眼点、落脚点不是仅仅消除眼前暂时的痛苦、烦恼，而是致力于通过促进求助者观念转变、人格成熟，使得少发生或不发生类似问题，乃至举一反三，实现知识、技能的迁移。心理咨询的最高境界是授之以"渔"，帮助求助者学会打鱼生存的技能，而不是授之以"鱼"，仅仅在求助者饥饿时给一条鱼吃。比如，消除人际交往障碍，不仅仅让求助者能交往，更重要的是要通过人际交往障碍的剖析，帮助来访者发现其在认知、情感、个性、技能等方面的不足，从而学会去发现问题、解决问题，并把这些原理和方法运用于生活的其他方面，最终促进全面发展。这就需要咨询师具有这方面的强烈意识，善于把长远的、终极的目标融化于具体的目标之中。这一观念和方法的最大意义还在于通过咨询，有可能为求助者指出一个促进成长、有长远影响的方向。

需要说明的是，在现实心理咨询中，由于种种原因，有时要真正实现心理咨询的终极目标是困难的。因为这是一个长期的、艰苦的改变过程。但作为一种努力的方向、人生的目标，把具体目标与终极目标结合起来，把某种心理状态的调整（具体目标）作为自身成长（终极目标）的一个环节，这是完全可能的，也是很有意义的。这是现代意义的心理咨询的一种境界。

（五）商定咨询目标的注意事项

1. 求助者并不都能提供有效的咨询目标

咨询师与求助者商定咨询目标时，一般的程序是请求助者先提出咨询目标，咨询师再根据求助者的具体情况与求助者协商，最终形成咨询目标。但求助者在提出目标时可能会存在一系列的实际困难。例如，求助者可能不清楚自己的问题所在，或是认识到自己存在几方面的问题，但不知从哪里下手解决，有些求助者自己也不清楚应该提出什么目标，他们的思绪混乱，不知道可以从咨询中得到些什么，还有些求助者所期望的目标可能不切合实际。为此，咨询师可以通过一系列开放式的询问，促进求助者思考自己想要也想实现的咨询目标，比如，"你希望通过咨询达到什么目的""你希望解决什么问题""你觉得自己有哪些地方需要改变""你有什么地方感到不如意""你希望达到什么程度"等。如果求助者说，"我想更了解我自己""我希望快乐"，咨询师对于这类一般性的或含糊的目标应予以澄清，使之具体化。如可以询问："你对你的'现在'了解多少？""你认为自己还有哪些地方是不了解的？""什么会使你快乐？"等。咨询目标不清，咨询谈话就如大海里的航船没有罗盘。有时求助者所表达的期望并不一定就是咨询目标。因为有些求助者由于自身问题的复杂性、隐秘性，或者由于个性比较内向甚至对咨询师还没能完全信任，所提出的问题可能不是核心的，这要随着咨询关系的巩固和发展才能揭示出真正的问题。

另一种情况则是求助者提出了某个咨询目标，但随着咨询的深入，咨询师发现了求助者原先没有意识到的更深层、更本质的问题，从而需要引导求助者重新确立新的咨询目标。

2. 某些咨询师对咨询目标可能存在错误观念

（1）有些咨询师认为咨询师应持完全中立的态度，不应带有任何自己的价值观念。持这种观点的咨询师认为，每一个人都是有独特价值取向的人，咨询师不应该用自己的价值观去影响求助者，更不应把自己的目标强加在求助者身上，这种观念有其合理的地方，但过于推崇价值观中立，强调绝对的、百分百的价值中立是没有必要的，实际咨询中也是无法做到的。咨询过程中，咨询师持有的价值观是无法隐藏的。由于双方进行的是思想、情感的沟通，必定会在相互交流中自然而然地流露出来只要咨询师存在其中，即使不讲话，其非言语行为也会传递价值观，何况有不少咨询技巧本身就是直接传递咨询师价值观的。咨询中保持绝对价值中立或无价值，事实上做不到也没必要。简单地说，终极目标或具体目标本身就带有价值导向的色彩，如果硬要坚持价值观的绝对中立，只能说明这种观点是对心理咨询的认识还不够全面。

即使在有效的咨询中，求助者也必然会受到咨询师价值取向的影响。问题的关键在于，咨询师应清楚自己所持的价值取向是什么，咨询师应如何去表达自己的价值观念，以避免把自己价值观中不合理的内容不自觉地施加给求助者，从而可能引起错误的导向。比如，一位持中国传统伦理价值观念的人，很可能对现代青年的一些言行不习惯，于是言谈中会不知不觉地流露出来，也可能按自己的价值取向进行引导。而事实上这位咨询师所持的不少传统观念可能已经过时了。咨询师在咨询中不可避免地会带有自己的价值观念，尤其是有些咨询师可能会不自觉地把自己认为是正确的价值观作用于求助者，以促求助者的改变和成熟。这本身无可非议，然而一旦过分，就可能对求助者产生误导。

（2）有些咨询师认为咨询中应该给求助者灌输一些正确的、健康的价值观。不少心理咨询的初学者，尤其是从医学、思想教育、管理等部门转行从事心理咨询的初学者，常常以为咨询就是教导或指点求助者，因而，不少人把自己的目标强加在求助者头上，并传授他们自己的价值观、信念等。一旦发现别人的价值观念与自己有别，与社会宣传有别，就予以指正。他们帮助求助者做决定，经常提出应该这样、应该那样的忠告。如前所述，咨询要求咨询师完全抛开自己的价值观念是不可能的，也是不必要的，但也不意味着要求助者跟从咨询师的价值取向，相似才是正确的，不同就要予以纠正。咨询师应充分尊重求助者的价值观念，不把自己的价值观强加于求助者，不然，既不尊重求助者，也无法达到共情，这是有悖于心理咨询原则的。

咨询中，咨询师应努力地帮助求助者自我成长，使他们有能力实现自主自立，能承担起人生中的各种责任，这才是咨询师应有的态度。不应包办代替，用自己的头脑去替求助者思考，用自己的价值选择去代替求助者的价值选择，这是一种有失偏颇的咨询思想。而目前有相当一部分初学者是受这种思想支配的，他们试图去矫正别人的生活道路。在每个人的成长过程中，都会面临一个又一个选择，面临一次又一次挫折。咨询师的职责之一是鼓励遇到困难的求助者去学习面对挫折，面对挑战，在挫折与挑战中成长起来，而不是躲进安乐窝，避免风吹雨打，这也就引出了与咨询目标有关系的第三个问题。

（3）有些咨询师把求助者的快乐、满足作为咨询目标。咨询中把求助者的快乐、满足当作咨询目标是有害的，也是不可能的。假若求助者为了获得成长，那么某种程度的不安、苦闷、痛苦是不可避免的。成长会伴随着痛苦的磨砺，这是事物发展的规律。因此，咨询师的职责重在鼓励求助者不断地去尝试、去努力、去体验、去获得发展，而不是躲避。这也许会增加求助者的不适感，但对于其发展是必需的，也是无法避免的。

（4）有些咨询师把求助者能否适应环境作为咨询目标。有些求助者的问题是难以适应环境，但适应什么环境，怎样适应等问题比适应环境本身更重要。一个不满周围浑浊的人际关系而孤独、愤慨的求助者，如果通过咨询适应了原先自己曾厌恶、鄙弃的那种人际关系，甚至同流合污，自然没有了原先的孤独，也没有了原先的愤慨，但这样的环境适应究竟是不是咨询所应该达到的效果有待商榷，适应其实有两种类型，一种是忍受、克制、屈从、顺从与迎合，另一种是改善、调整与克服。前者是被动、消极的适应，而后者才是主动、积极的适应。前者带给求助者的是压制与衰退，而后者则带来蓬勃与发展。咨询目标应立足于后者，因为只有这样才能保证咨询是真正促进求助者的成长与发展的。从这个意义上讲，终极目标保证了具体目标的方向性，因为就具体目标而言，消除孤独、愤慨等不良情绪就是目标，如果达到了这一目标，就算咨询有效了。而事实上它是失败的，这种目标的实现牺牲了更大的目标，不符合终极目标的要求。终极目标的存在指导咨询师从更高的层次上把握咨询的含义。现实中，咨询所带来的改变很可能既有积极的一面，也有消极的一面。有效的咨询在于使积极面尽可能地多，而消极面尽可能地少。

3. 不同的心理咨询流派有不同的咨询目标

人本主义学派把自我实现作为咨询的目标。如人本主义代表人物马斯洛认为，咨询的终极目标是帮助求助者发展成为一个健康、成熟并能自我实现的人；罗杰斯提出，咨询应使求助者变得可以自主，不过分苛求，而整个人可以有较好地组织和整合；帕特森（C.H.Patterson）认为，咨询的目标是协助求助者成为一个负责、独立、能自我实现的人，使之有能力决定自己的行为。按马斯洛的观点，自我实现的人有以下一些共同特点：良好的现实性知觉；乐于接纳自然、他人和自己；自发性、单纯性和自然性；以问题为中心，而不是以自我为中心；有独处和自立的需要；自主的、独立于环境和文化的倾向性；保持新奇不衰的鉴赏力；有神秘的感受和高峰体验；有社会兴趣；和一些人有深厚的友情；有民主性格结构；有创造性；抗拒盲目遵从；有强烈的审美感；有幽默感，等等。罗杰斯认为自我实现是人类最基本的动机，人是积极主动、自我实现和自我指导的，这样的人就是心理健康者。他们有以下5个特征。其一，乐于接受一切经验。其二，时刻保持生活充实。其三，信任自己机体的感受。其四，有较强的自由感。其五，有高度的创造性。

行为主义学派对人本主义的咨询目标提出了批评。他们认为自我实现这类目标太抽象、太空泛，很可能根本达不到。行为主义者认为，除非这些可观察的行为出现改变，否则咨询就不能算成功。比如，有些求助者在接受咨询后报告自己感觉好多了，感到自己信心增强了，同时对自己和周围世界的了解加深了。但在行为主义者看来，这些改变虽然出现了，却并不是行为改变的具体描述，故不能作为咨询成功的指标。只有当求助者说自己不但信心增强，而且在与别人相处时也因此而有了实际行为的改变（如可以较流畅地说话，不再贬低自己，更多的微笑，与人讲话可以正视对方而不再死盯着地面等）时，那才可以说咨询已达到一定的效果。行为主义学派期望帮助求助者学习建设性的行为，以改变、消除适应不良的行为。帮助求助者选择特殊的目标，将广泛的目标转化成确切的目标。在信奉行为主义学派的咨询师那里，咨询目标是很具体的，比如，戒烟、消除或减轻特殊的恐惧、减少考试焦虑、治疗口吃、治疗性功能障碍、学会如何交朋友、发展更好的学习习惯、矫正特殊的行为失常，等等。

精神分析学派的咨询目标是将潜意识意识化，重组基本的人格，帮助求助者重新体验早年经验，并处理压抑的冲突，作理智的察觉。

完形学派的咨询目标是帮助求助者觉察此时此刻的经验，帮助他们承担责任，以内在的支持来对抗对外在支持的依赖。

理性情绪学派的咨询目标在于消除求助者对人生的自我失败观，帮助他们更能容忍与更能过有理性的生活。

交互分析学派希望帮助求助者能有创作自由、策略自由，成为自主性的人，能选择、达到他们想要成为的人，帮助他们检验早年的决定，并能在觉察的基础上作新的决定。

现实治疗学派强调引导求助者学习真实与负责任的行为，发展一种成功的统整感，帮助他们对行为作价值评估，并决定改变的计划。

其实，各种心理咨询流派的咨询目标之间并非是不相容的。例如，上述人本主义和行为主义在咨询目标上的差异并不是对立的，从某种意义来说，它们只是侧重点不同，是处在目标的不同阶段而已。也就是说，人本主义持的目标是一般的、普遍的、宏观的、长期的目标，而行为主义的目标是特殊的、具体的、微观的、短期的目标。人本主义理论并非反对行为主义的具体目标，而是认为这些具体的目标应该服从于一个更大的目标，否则这种改变是有限的、非根本性的。而行为主义理论也并非反对人本主义的一般目标，只是觉得宏大的目标应该分解为更具体、可操作的小目标，否则有可能由于目标太大、太一般化而无所适从，不知从何做起，也不知道该如何评定。

课后练习

1. 收集求助者的资料时，围绕的七个问题中最重要的是（　　　）

A.who

B.what

C.why

D.how

2. 求助者的主要问题不一定是（　　　）的问题

A. 最关心

B. 最困扰自己

C. 最先提出

D. 最需要解决

参考答案：1.A　2.C

第二单元　商定咨询方案

一、学习目标

把握咨询过程中不同阶段的特点、工作内容、要求和重点，理解并掌握咨询方案的内容，学会与求助者商定咨询方案。

二、工作程序与相关知识

（一）划分咨询阶段

咨询活动是由一连串有序的步骤组成的一个过程。这个过程有开场，逐渐发展进入正题，进入高潮，然后结尾收场。心理咨询各阶段的划分，不同的心理咨询师有不同的观点。但是无论咨询师持何种理论，咨询过程必包含一些基本的阶段，只是侧重点有所差异。求助者的咨询次数，无论多少次，即使是一次就可解决的问题，其咨询过程也可以划分为不同的阶段。这些基本的咨询阶段包括建立咨询关系、收集资料、澄清问题、确立目标、制订方案、实施行动、检查反馈、结束巩固等。无论咨询师有意识还是无意识，这些阶段一般来说都或多或少、或隐或现地存在着，它们对于咨询师来说都有其独特的意义，只是各咨询师强调的重点不同而已。另外，求助者的不同情况也会影响到咨询过程的某些阶段很突出，某些阶段较淡化。

根据咨询实践，可以把咨询阶段划分为三个阶段，即第一阶段（初期）——诊断阶段；第二阶段（中期）——咨询阶段；第三阶段（后期）——巩固阶段。了解每个阶段的任务、步骤以及重点、难点和注意事项，对于咨询师来说是重要的。

1. 诊断阶段

此阶段的内容包括建立良好的咨询关系，通过摄入性谈话、观察了解、心理测验等收集求助者的相关信息，明确求助者的问题、产生问题的原因、问题的严重程度，最终做出明确的心理诊断。诊断阶段虽然是了解情况、做出判断的阶段，但同样具有助人的价值。这种价值包括咨询师的倾听使求助者积压的情感得到了很好的宣泄；咨询师的态度使求助者获得了尊重、信任和理解；咨询师的介入，使求助者感到自己的困难有了可求助的场所，从而感到安慰；随着咨询师的询问和求助者的叙述，澄清了原来模糊不清的问题，使求助者变得踏实。如果仅仅定位在诊断层面，是对咨询实质的简单理解，也是对咨询资源的浪费。

2. 咨询阶段

咨询阶段是整个咨询活动的核心，是最重要的实质性阶段，包括调整求助动机、商定咨询目标、商定咨询方案、实施方案等一系列重要步骤。

咨询师在此阶段的主要任务是帮助求助者分析和解决问题，改变其不适应的认知、情绪或行为，促进求助者的发展与成长。一般来说这一阶段可能需要的时间较长，咨询师可根据自己的理论倾向，针对求助者的问题，选择适当的咨询技巧和干预技术，或探寻潜意识，或矫正行为，或改变认知，也可以是几种方法结合使用。

3. 巩固阶段

这一阶段是咨询的总结、提高阶段。这里的结束有两种：一种是某一次咨询的结束，另一种是整个咨询过程的结束。对前者，要做好此次咨询的小结和下次咨询的准备，包括布置家庭作业，商定下次咨询的时间和主题。对后者，要做好咨询的回顾总结，巩固咨询成果，使求助者把在咨询中获得的成长运用于今后的生活中，提高自己的心理健康水平。此阶段还要做好追踪调查，这既是对求助者负责，也是为了更好地总结咨询经验，提高咨询师的咨询能力和水平。

心理咨询各阶段所涉及的主要内容不是截然分开的，有时会有重叠，因为心理咨询本身就是一个完整的过程，是一个整体。作为整个咨询环节中的每一次咨询都是上次咨询的继续。虽然新一次咨询还会有上述各阶段，但已是上次咨询的深化和提高了。每一次咨询都是相对独立的部分，但又是完整的咨询整体的组成部分。每一次咨询实现一两个小目标，把这些小目标汇聚起来，就可以实现预期的咨询目标。

（二）制订咨询方案

咨询方案就是咨询工作的计划，有明确咨询方案的咨询会使咨询事半而功倍，因此，咨询方案是咨询工作必需的。有了咨询方案就使咨询双方明确了咨询方向和目标，也使咨询能够按照既定的方案顺利进行，还可以满足求助者的知情权，便于操作、检查、总结经验和教训。咨询方案应由双方在相互尊重、平等的气氛中共同商定。一般来说，咨询方案应包括以下七个方面的内容。

1. 咨询目标

双方应首先商定明确的咨询目标，而且应该符合咨询目标有效性的七个要素。咨询目标既包括近期的具体咨询目标，还包括远期的长远咨询目标，具体的目标可能不止一两个，但都应该符合咨询目标的特征。双方商定咨询目标的具体程序及方法详见本节相关内容。

2. 咨询的具体心理学方法或技术的原理和过程

在商定咨询方案时，应商定采用何种咨询方法和技术，咨询师应向求助者介绍准备采用的心理学方法或技术的原理、过程和使用注意事项等。心理学方法或技术的相关内容详见本教程相关章节。

3. 咨询的效果及评价手段

在商定咨询方案的过程中，双方应明确咨询结束时预期达到的咨询目标和效果，并协商采用何种评估方法和手段对是否实现目标和达到何种效果进行评估。咨询效果评估的相关内容详见本章第三节第八单元。

4. 双方责任、权利与义务

求助者的责任、权利和义务：

责任：

（1）向咨询师提供与心理问题有关的真实资料。

（2）积极主动地与咨询师一起探索解决问题的方法。

（3）完成双方商定的作业。

权利：

（1）有权利了解咨询师的受训背景和执业资格。

（2）有权利了解咨询的具体方法、过程和原理。

（3）有权利选择或更换合适的咨询师。

（4）有权利提出转介或终止咨询。

（5）对咨询方案的内容有知情权、协商权和选择权。

义务：

（1）遵守咨询机构的相关规定。

（2）遵守和执行商定好的咨询方案各方面的内容。

（3）尊重咨询师，遵守预约时间，如有特殊情况提前告知咨询师。

咨询师的责任、权利和义务：

责任：

（1）遵守职业道德，遵守国家有关的法律法规。

（2）帮助求助者解决心理问题。

（3）严格遵守保密原则，并说明保密例外。

权利：

（1）有权利了解与求助者心理问题有关的个人资料。

（2）有权利选择合适的求助者。

（3）本着对求助者负责的态度，有权利提出转介或终止咨询。

义务：

（1）向求助者介绍自己的受训背景，出示营业执照和执业资格等相关证件。

（2）遵守咨询机构的有关规定。

（3）遵守和执行商定好的咨询方案各方面的内容。

（4）尊重求助者，遵守预约时间，如有特殊情况提前告知求助者。

5. 咨询次数与时间安排

双方商定的咨询次数以每周 1 ～ 2 次为宜，次数过多可能因求助者无暇进行自我探索和改变而影响咨询效果。每次咨询的时间应在 60 分钟左右。时间过短可能缺少容量，过长则可能导致咨询效果不会提高反而下降。在时间安排上不是绝对的，有时也可灵活掌握。对某一具体求助者的咨询次数与时间安排应视双方的具体情况而定，如创伤治疗可能 90 分钟左右，而家庭治疗可能 90 ～ 120 分钟。

6. 咨询的相关费用

咨询的相关费用不需要双方进行商定，但需要在咨询开始前的简介中向求助者明确说明，并在咨询中严格按照国家规定的收费标准执行。

7. 其他问题及有关说明

咨询中如有特殊情况，应具体说明。咨询方案商定后，可以根据实际咨询情况处理。如果咨询目标比较简单、具体，预计一两次就可以完成的咨询，不一定制订书面方案，可以用口头约定的形式明确下来。如果求助者的问题比较复杂，而咨询目标相对比较多，预计咨询的次数较多，应该以书面形式明确下来，双方在咨询中按照咨询方案的约定进行咨询。

双方商定的心理咨询方案不是一成不变的，很有可能会随着咨询的进程而有所调整、改变。比如，咨询师发现了求助者更深层次的问题，求助者也愿意探讨解决，咨询师或求助者由于某种原因需改变咨询的间隔，或求助者产生了强烈的阻抗等，就需要做一定的变动，但变动前应该经双方商定。

课后练习

1. 咨询方案中需要明确的求助者的权利包括（　　　）

A. 遵守职业道德

B. 提供真实的资料

C. 提出终止咨询

D. 完成商定的作业

2. 心理咨询的次数一般是（　　　）

A. 每周 1 ～ 2 次

B. 每周 2 ～ 3 次

C. 两周 1 次

D. 每月 1 次

参考答案：1.C　2.A

第三节　个体心理咨询方案的实施

第一单元　实施咨询方案的策略与框架

一、学习目标

理解并掌握实施咨询方案的策略与框架，学会调动求助者的积极性，通过启发、引导，支持、鼓励等方式，促使求助者进行自我探索和实践，促进求助者发展和成长，最终实现咨询目标。

二、工作程序与相关知识

在明确求助者的有关情况、掌握相关信息后，咨询师进行了全面的评估和分析，与求助者一起商定了双方均接受的有效的咨询目标，并制订了切实可行的咨询方案，此时就可以开始进行具体的咨询了。尽管咨询师所擅长的咨询理论与流派不尽相同，个性习惯也各不相同，但初学者可以依据下面框架或程序的思路进行咨询。

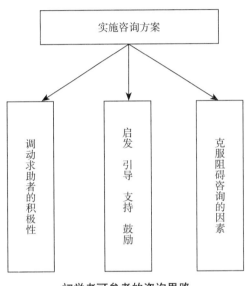

初学者可参考的咨询思路

（一）调动求助者的积极性

心理咨询的本质是咨询师利用心理学的理论和方法帮助求助者，促使求助者对自身的问题进行探索和有所改变，从而实现咨询目标。如果求助者通过心理咨询发生了某些改变，其中最为重要的改变是，求助者开始探索解决自身的问题。为使咨询取得进展，关键是要调动求助者的积极性。有些求助者可能对心理咨询不甚了解，往往以为咨询应该是咨询师努力为自己做些什么；有的求助者可能个性懒惰，不愿意自己主动探索解决问题，这都可能造成求助者将咨询没有取得实质性进展的原因归咎于咨询师。而有些咨询师由于职业理念的原因，也可能不去调动求助者的积极性，不去促进求助者的心理成长，不鼓励求助者进行自我探索和改变，只是实施了指导性的教育。这些都会阻碍咨询的有效进行，也很难使咨询取得双方满意的结果。

为解决这一问题，咨询师应该在咨询开始阶段，着力调动求助者自己解决问题的积极性。咨询师有必要向求助者明确说明心理咨询的实质、咨询取得效果的主要原因。

（二）对求助者启发、引导，支持、鼓励

咨询时咨询师既要站在求助者的前面启发引导，帮助求助者认识、领悟自身的问题，还要给其以支持鼓励，推动求助者自我探索和实践解决自身的问题，向着咨询目标前进。

1. 启发、引导

在咨询阶段，咨询师最重要的任务是帮助求助者解决心理问题，但如何帮助，看似是简单的问题，实则不然。有些求助者希望咨询师直接帮助自己，最好直接告诉自己该怎么办，甚至直接替自己去办。有些咨询师可能不愿意做耐心、细致的启发引导工作，而是直接指出求助者的问题所在，并给求助者以所谓正确的教导。这样的做法难以帮助求助者解决问题，很难实现咨询目标，而且与促进求助者的心理成长、助人自助的正确咨询理念背道而驰。咨询师务必清楚：咨询中应以促进求助者的成长为主，自己去探索解决自身的问题，并由此获得心理成长，最终拥有健康快乐的人生。因此，咨询师对求助者的启发引导是必不可少的，也是非常重要的。

（1）启发引导求助者什么。咨询师要帮助求助者解决心理问题，其中如何促成求助者的改变、实现咨询目标是一个非常重要的问题。面对求助者，咨询师不应该是老师，不应该是道德法庭的法官，也不应该是教练，高高在上地教导求助者，而是需要启发引导求助者认识并解决自身的问题。根据心理咨询师的任务，心理咨询的临床实践等，对求助者的启发引导可以归纳为以下几方面：启发引导求助者建立良好的人际关系；深化自我认识，认识自己的内部、外部世界；认识、领悟、解决内部冲突；矫正错误认识；学会接纳现实；增加心理自由度；构建新行为、新的行为模式；塑造良好的个性特征；掌握心理学的知识与技巧，等等。以认知为例，有些求助者存在错误认知，由于认知的作用，产生了行为和情绪等方面的问题，咨询师应启发引导求助者，矫正错误认知，建立正确的认知；通过矫正认知，解决自己行为和情绪方面的问题。

（2）如何进行启发、引导。启发引导就是咨询师根据咨询目标，启发引导求助者探讨解决自身的问题，而不是咨询师自己动手解决。即使咨询师指出了求助者的错误认知所在，还提供了正确的处理方法，但可能不被求助者认可，无法帮助求助者解决情绪困扰，这样的咨询可能是无效的。咨询师需要耐心细致地启发引导，帮助求助者矫正错误认知，自己提出合理的解决方案。

2. 支持、鼓励

咨询时仅仅启发引导求助者认识、探索、解决问题是远远不够的，还要对求助者予以支持和鼓励，推动求助者向着咨询目标前进。咨询师对求助者进行支持和鼓励，可以起到以下作用：

第一，提升求助者解决自身问题的信心。求助者咨询时往往已经体验到了自身种种问题所带来的困扰与痛苦，但可能缺乏改变自我的信心，此时咨询师的支持和鼓励可以大大提高求助者改变自我的信心。

第二，激发求助者改变自我的内在力量。求助者可能有改变自我的愿望，但缺乏改变自我的力量，咨询师的支持和鼓励恰恰激发出了这种力量，求助者因此具有了改变自我的强大动力。

第三，咨询师的支持和鼓励使求助者不断受到鼓舞，可以强化求助者的咨询动机，使求助者更加愿意通过咨询解决自身的问题。

第四，支持和鼓励本身就是助人的过程，也是助人技巧的展现，通过支持和鼓励，求助者向着咨询目标不断探索、实践，最终实现咨询目标。

第五，通过咨询师的支持和鼓励，求助者具有了克服困难的信心和勇气，敢于面对困难、解决困难，克服阻碍咨询顺利进行的种种不利因素，使咨询得以顺利进行。咨询师所掌握的心理学理论、心理咨询的方法、技术等，都可以起到支持、鼓励的作用。这些理论、方法、技术的具体应用将在后文详细讲述。

（三）克服阻碍咨询的因素

心理咨询中，咨询师启发引导求助者探索解决问题，推动求助者向咨询目标前进，但此进程可能不是一帆风顺的，可能会遇到一些阻碍咨询的因素。例如，咨询时可能出现阻抗，一旦遇到阻抗，将对咨询产生阻碍作用，在不同程度上影响咨询的进行，导致咨询效率下降或停滞不前，严重的将直接造成咨询失败。咨询师应帮助求助者克服阻碍咨询进行的因素，从而促进咨询顺利进行。阻碍咨询的因素及克服的具体方法见本节后续单元。

第二单元　参与性技术

一、学习目标

理解并掌握参与性技术的定义，学会运用参与性技术澄清问题，启发、引导求助者进行自我探索和实践，最终实现咨询目标，促进求助者成长与发展。

二、工作程序与相关知识

心理咨询中，咨询师要帮助求助者解决心理问题，其中心理学的理论、方法和技术等既是基础也是手段，因此咨询师必须正确理解、掌握，并灵活地运用到咨询实践中。

（一）倾听技术

1.对倾听的正确理解及如何倾听

倾听是在接纳基础上，积极地听，认真地听，关注地听，并在倾听时适度参与，这是倾听的含义。倾听是合理咨询的第一步，倾听既是咨询师职业理念的体现，也是咨询师咨询技能的展现，倾听是咨询师的基本功，也是建立良好咨询关系的基本要求。

倾听是一种积极的听。倾听时咨询师应该非常积极，通过倾听，咨询师往往掌握了求助者歪曲的认知、消极的行为模式、负性的情绪等消极、灰暗、负性的一面。但通过积极的倾听，咨询师还可以掌握求助者积极、光明、正性的一面。求助者不是被咨询师请来的，表明求助者有察觉自己问题的能力，有改变自己现状的愿望，有解决自身存在问题的动机，等等，这些都是积极、光明、正性的。咨询师可以通过积极的倾听来掌握这些内容，学会辩证、客观地看待求助者及其存在的问题。

倾听是一种认真的听。咨询时求助者所陈述的不一定是咨询师同意、感兴趣的内容，有些甚至是不同意、反感的内容，但无论如何，咨询师都应非常认真地倾听。通过倾听，把握求助者的问题、原因、程度、个性等，把握事情的前因后果，内在逻辑关系等。有些咨询师在听到自己不感兴趣、反感的内容时，可能并没有打断求助者，而是走神。"开了小差"。例如可能在思考自己的事情，今天还有什么事情没有做，明天的学术讲座怎样准备等。一旦咨询师不认真倾听而走神，自然不知道求助者讲些什么，更无从谈倾听。咨询师走神后很可能向求助者提问："你刚才讲什么了？"这是典型的走神，是不认真倾听的表现。

倾听是一种关注的听。咨询师应该对求助者非常关注，既关注求助者的症状表现，又关注其情感；既关注其外在表现，又关注其内心体验；既关注其存在的问题，又关注其解决问题的动机和态度。关注的目光和表情是关注的具体表现形式，是倾听的具体体现。

倾听还要有适当的参与。咨询师在倾听时并不是一声不吭地、毫无反应地傻听，而是应该有适当的参与。为了表明咨询师对求助者是理解、接纳的，从而促进咨询关系发展，鼓励求助者深度表达，同时也是为了深入了解、澄清问题，促进咨询师对求助者的理解和求助者对自己的了解，咨询师适时的参与是必要的。这种参与既可以是言语性的，也可以是非言语性的。如咨询师说"我能听得懂，请继续""我在听，请接着讲"等，有时可以是咨询师点点头，发出"噢""嗯""是的""然后呢"等声音。

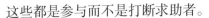

这些都是参与而不是打断求助者。

倾听不仅仅是用耳朵听，还要用心听。倾听时不但要听懂求助者通过言语、表情、动作等所表达出来的内容，还要听出求助者在交谈中所省略的和没有表达出来的内容或隐含的意思，甚至是求助者自己都不知道的潜意识。有时求助者说的和实际的并不一致，或者求助者避重就轻，自觉或不自觉地回避本质性的问题。例如，在中国传统文化背景下，性是许多人羞于启齿、极为敏感的问题，因此，求助者因性问题困扰时可能常常只谈皮毛的问题或打"擦边球"，有时他们希望咨询师能听出问题，主动地向他们询问。

正确的倾听要求咨询师以机警和共情的态度深入求助者的感受，细心地注意求助者的言行，注意对方如何表达问题，如何谈论自己与他人的关系，以及如何对所遇问题做出反应。还要注意求助者在叙述时的犹豫停顿、语调变化以及伴随言语所呈现出的各种表情、姿势、动作等，从而对言语做出更完整的判断。例如，求助者在谈及自己的人际关系时，可能有以下不同的表述方法：一是"我和他人有矛盾"。二是"我自己没有处理好某些事情，造成人际关系紧张"。三是"别人故意找我的茬，造成人际关系紧张"。四是"真倒霉，赶上这么一个破单位"。从这些不同的表述中，可以洞悉有关求助者的自我意识与人生观的线索：第一种是对人际关系客观的描述；第二种求助者内归因倾向非常明显，并以负责的态度作了自我批评，表明求助者可能遇事容易内归因，自省自责，自卑退缩；第三种表明是他人过错，不是自己的责任，表明求助者可能推诿，容易有攻击性；第四种则有宿命论色彩，遇事易认命。所以，求助者在描述人和事时所使用的词语或结构有时往往会比事件本身更能反映出求助者的特点。通过倾听，咨询师可以很好地把握这些内容。

有些咨询的初学者往往不理解倾听的正确含义，以为咨询主要是咨询师"讲"，而不知道咨询师最重要的不是"讲"而是"听"，尤其在咨询的初期和中期；倾听不仅是为了收集资料，明确求助者的问题、原因、程度等，也是为了建立良好的咨询关系；倾听本身同时还具有助人的效果。

2.倾听时容易出现的错误

有些没有经过正规培训、或正确咨询理念还没有建立、或没有掌握倾听的含义的咨询师，往往不重视倾听、不愿意倾听，因而容易出现以下错误：

（1）打断求助者，作道德或正确性判断。咨询师如果不能把握倾听的正确含义，就可能不接纳求助者，表现为打断求助者，同时作道德或正确性的判断。由于打断了求助者，自然影响了求助者的表达。一方面求助者可能觉得咨询师不接纳自己，不再敞开心扉，从而停止了表达，影响了咨询关系；另一方面咨询师可能因此无法了解掌握与其思想、行为有关的相关内容，致使对求助者的理解不全面、深刻、准确，也影响了帮助其解决心理问题。

尽管强调咨询师的价值观是中立的，但是并非说不能作评判，咨询师应理解的是：一是不作或尽量少作这样的评判。二是不要轻易作出评价，咨询师是否对求助者进行评价，应该遵循是否有利于咨询的原则。三是不要在求助者还在叙述问题时就评判，应该等到求助者完整地表达完某一方面的问题时再进行评价。四是不要仅仅只作判断而没有具体有说服力的解释。一般来说，如果咨询关系建立得好，咨询师又适时适度有根据地分析，则效果较好；否则可能会起反作用。咨询师应认识到，求助者是来求助解决心理问题的，而不是来听批评、受指责的。如果一定要评价，最好让求助者自己评价，而不是咨询师把自己的价值观念、是非标准强加于求助者。

（2）急于下结论。不会倾听的咨询师往往在真正了解求助者所述事情真相之前便急于下结论，匆忙开始咨询，提供咨询意见。这有许多弊端：求助者感到咨询师没有耐心听自己述说，会因为讲话被打断而扫兴，容易影响良好咨询关系的建立；咨询师对求助者问题的把握会因此不够全面、准确，若求助者意识到了这一点，就会对咨询师所作的判断和提供的意见产生怀疑；由于倾听不够，咨询师对求助者的个性、思维方式、情感特点等就可能缺乏了解，把握不准，从而影响工作的针对性和有效性，等等。

不去倾听可能会完全误解了求助者。所以咨询师不能急于下结论，应该先倾听。

（3）轻视求助者的问题。有些咨询师对求助者缺乏共情，认为求助者的问题是小题大做、无事生非、自寻烦恼，因而流露出轻视、不耐烦的态度。某位求助者诉说，自己在单位不受重视，有时别人请吃饭不叫自己，有些好事没有自己的份。咨询师可能认为求助者幼稚，居然为请客吃饭的问题苦恼，因而不愿意倾听下去。虽然求助者的有些问题在他人看来没有什么，但对于求助者而言却是极其困扰的难题，因为求助者的思维方式、认知模式影响了他对事物作出客观、理智的评价，这也就是其心理问题的特点。对于咨询师来说，重要的是如何让求助者真实地感知到问题的性质，转变其观念；轻视求助者的问题，从某种意义上，一方面说明咨询师还不了解心理问题的实质，另一方面也说明咨询师还缺乏共情的特质。

（4）干扰、转移求助者的话题。有些咨询师在了解情况，尤其是寻找问题的根源时，由于把握不了问题背后所隐藏着的东西，不善于透过现象看到本质，会像大海捞针似的茫然，咨询时犹如蜻蜓点水或东一榔头、西一棒槌，抓不住问题的关键。有时他们不愿意倾听某些方面的内容，因而常常打断求助者的叙述而转移话题，求助者刚陈述某一问题就被咨询师一个新的问题所打断，求助者可能无所适从，不知道该怎样表达。这需要咨询师加强理论学习，建立逻辑关系，同时应有耐心，认真地听，仔细地思考、判断，逐渐缩小包围圈。

（5）不适当地运用咨询技巧。有些咨询师由于缺乏咨询技巧，咨询技术掌握得还不够熟练，容易出现种种失误，具体如下：

①询问过多。有些咨询师没有很好地理解倾听，在咨询中不断提出问题，求助者只是被动提供资料，处于这种被询问而无奈的状态之中，不利于充分表达自己。让求助者充分地表达自己是非常重要的，一是起到宣泄作用，二是提供资料。许多情况下，求助者往往不知道自己的问题在哪里，根源是什么，咨询师只有倾听得当，才会渐渐理出头绪，找到问题及其根源所在。所以在通常情况下，咨询师应尽量多听少问，待非问不可时再问。

②概述过多。有些咨询师在咨询中非常主动地、过多地进行概括。这样做的结果一是占用时间太多，二是让求助者觉得咨询师的领悟力不足，有点婆婆妈妈，一定要通过概述和得到求助者多次反馈才能搞清楚问题。咨询中应尽量促使求助者表达，启发引导求助者自己进行概括，尤其对于那些文化程度较高、表达能力强的求助者，更应避免概述过多。

③不适当的情感反应。咨询中需要对求助者共情，适当表达情感反应。但如果次数过多或程度过重，反而对求助者产生某种不良的心理暗示，强化了其不良情绪。如，"你感到很伤心""你觉得很委屈""你心里觉得受了很大的污辱"等，有时反而煽起或扩大了求助者的情绪，会觉得似乎真是这样，尤其当求助者比较信任或崇拜咨询师时，咨询师的话就更有分量，其暗示作用就更强。而对于那些自知力、判断力较强的求助者，则会觉得咨询师太啰唆，反应不准确，心里可能会感到不舒服。而且过多的反应会打断求助者的思路，转移谈论的话题。因此，情感反应适时适度很重要，这里所说的"度"并非有具体的数量标准，并非说表达10次一定比5次多，或者10次是过度的而5次是适度的。表达情感需要因人而异，对于有的求助者，询问、概述、情感反应20次都不算过度，而对有的求助者，或许10次就过多了。重要的是，咨询师要多体会、多思考、多实践，哪种表达适用于什么样的求助者。

对于倾听，咨询师应该把握的原则是：可问可不问时，少问或不问；可说可不说时，少说或不说；求助者讲的都要倾听。咨询师并非说得越多越好，有时点头比说话是更好的倾听方式。

3. 倾听时给予适当的鼓励性回应

咨询中，咨询师常用某些简单的词、句子或动作来鼓励求助者把会谈继续下去，这是一种倾听的技巧，简便实用，效果较好。其中最常用、最简便的动作是点头。但点头时应认真专注，充满兴趣，并且常配合目光的注视，同时这种点头要适时适度。若点头是机械式的、随随便便的，或者一边点头一边东张西望或者翻看无关的东西，或者不该点头的时候点头，那么求助者很快就会发现咨询师心不在焉，从而会影响求助者的叙述，甚至对咨询师产生不良印象。

咨询师在作鼓励性回应时，有些词或句子是常用的，例如，"是的""噢""确实""说下去""我明白了""你再说得更详细些"等。而最常用的言语则是和点头动作连在一起的"嗯"。这些言语向求助者提供了这样一种信息——"我在听你说""我对你说的内容很感兴趣""请继续说下去"等。需要注意的是，应确保求助者的叙述是在他自己的参考框架中，而不是为了迎合咨询师的兴趣。

（二）开放式提问技术与封闭式提问技术

1. 开放式提问技术

所谓开放式提问技术，就是咨询师提出的问题没有预设的答案，求助者也不能简单地用一两个字或一两句话来回答，从而尽可能多地收集求助者的相关资料信息。开放式提问一般在收集资料时使用。咨询师为了了解把握求助者的问题、原因、程度等，需要向求助者提问，此种目的的提问应该本着平等、中立的原则，所提出的问题不应该带倾向性，也没有感情色彩。如"你受到教育情况是怎样的呢""因为什么原因你觉得非常苦恼""你对婚姻有着怎样的看法呢""你在改变自己的情绪上做了什么呢"等。由于以上问题是开放的，求助者需要说明，而又不能简单地回答，在回答时必然陈述了其问题、思想、情感等，咨询师因此收集到了求助者的资料信息。通过开放式提问，可以获得咨询师所需要的一些事实资料。例如，"你为解决这个问题做了些什么呢"通过求助者的回答，咨询师掌握了事实真相。"如何"的提问往往牵涉某一事件的过程、次序或情绪性的事物，如"你是如何看待这件事情的"，而"因何"或"什么原因"等的询问则可引出最终对原因的探讨，如"什么原因使你不喜欢和朋友们在一起"。有时用"愿不愿""能不能"起始的询问句，可以促进求助者作自我剖析，如"你能不能告诉我你因何这么害怕黑夜？"从中可见，不同的询问用词可导致不同的结果。咨询时应该把握时机，采用多种提问方式提问。如果只是固定于某一种方式，可能造成提问失误甚至失去了解求助者某些方面相关信息的机会。例如，仅仅用"什么"引导的询问句，则咨询的重心可能仅限于事实与资料的获得上，而只用"因何""什么原因"起始的问句，则往往使求助者把注意力集中于挖掘过去的经验来解释自己的行为。是否使用开放式询问，这与咨询师所接受的理论基础及对问题的理解有关，有些咨询师强调不能使用"为什么"式的提问，以避免求助者感觉受到指责而产生对抗咨询的情绪，或用情绪性的问题来讨论过去的事物。然而，理性情绪学派以及精神分析学派的咨询师则十分注重"为什么"的句子，认为这类提问是适宜的。罗杰斯主导的求助者中心理论流派则反对使用询问的方式，他们认为这种方式是咨询师凭着自己的感受，侵犯了求助者的隐私。他们更倾向于运用鼓动、释义、情感反应等技巧来了解助者，促进求助者自我分析。使用开放式提问时，应重视把它建立在良好的咨询关系基础上，离开了这一点，就可能使求助者产生一种被询问、被窥探、被剖析的感觉，从而产生阻抗。同一句话，因咨询关系不同，可能产生截然不同的效果。有些提问尤其要注意问句的方式，提问的语气语调，不能悬浮，不能咄咄逼人或指责，尤其涉及一些敏感的隐私问题时更应如此。提问是咨询的需要，而不是为了满足咨询师好奇心或窥探隐私的欲望。

2. 封闭式提问技术

封闭式提问技术是指咨询师提出的问题带有预设的答案，求助者的回答不需要展开，从而使咨询师可以明确某些问题。封闭式提问一般在明确问题时使用，用来澄清事实，获取重点，缩小讨论范围，当求助者的叙述偏离正题时，还可以用封闭式提问适当地中止其叙述，并避免会谈过分个人化。封闭式提问所提出的问题经常使用"是不是""对不对""要不要""有没有"等词，而回答也是"是""否"式的简单答案。如"你读了多少年的书""你欠外债的数额是多少"答案只能是一个具体的数字，"你结婚了没有"答案只能是"结了"或"没结"。

封闭式提问一般不能过多地使用，过多使用可能使求助者陷入被动回答之中，其自我表达的愿望和积极性会受到压制，产生压抑感和被讯问的感觉，可能使之产生沉默阻碍咨询。咨询会谈应促进求助者充分地表达自己，而过多的封闭性提问则剥夺了求助者的表达机会。有时咨询师再三用封闭式提问，而不是开放性询问，可能花费时间而不得要领，因为有时求助者更清楚自己的问题是什么、原因何在。咨询中，通常把封闭性提问与开放性提问结合起来，效果会更好。

（三）鼓励技术

鼓励技术，就是咨询师通过语言等对求助者进行鼓励，鼓励其进行自我探索和改变。鼓励技术具体可以表现为咨询师直接重复求助者的话或仅以某些词语如"嗯""讲下去""还有吗"等来强化求助者叙述的内容并鼓励其进一步表达、探索，还可以是非常明确的语言，如"通过三次咨询，你已经解决了一部分问题，通过努力，你一定能解决自己的问题"。通过鼓励技术可以促进会谈，促进求助者的表达与探索。鼓励技术的另一个作用是通过对求助者所述内容的某一点、某一方面作选择性关注，引导求助者向着某一方面作进一步深入的探索。比如，一位求助者说："我和女朋友已经相爱半年了，可我父母有不同意见，我母亲喜欢我女朋友，但我父亲反对我大学时谈恋爱。我为此很烦恼，书也看不进，晚上经常失眠，不知怎么办好。"此例有多个主题，咨询师可选择任何一个予以关注，比如，"你说你们俩相爱半年了""你母亲喜欢你女朋友""你父亲不赞成读大学时谈恋爱""你失眠了""你说你现在看不进书"等，鼓励求助者表达不同的主题可以引导求助者朝着不同的方向探索，达到不同的深度。因此，咨询师应把握求助者所谈的内容，根据咨询目标的需要及经验等有选择性地给予鼓励。咨询师虽然在倾听，但这是一种主动的、积极的、参与式的倾听，咨询师的倾听对求助者就是一种鼓励。上例中，选择"你不知怎么办才好"作为重复或许是最好的。因为，一方面，抓住了求助者现状的核心，理解了求助者；另一方面，鼓励了求助者对其困扰的问题作更进一步的表达和探索。一般来说，求助者长篇大论地描述其困惑的最后一个主题，往往有可能是最重要的，因此可对其给予鼓励。

（四）重复技术

重复技术就是咨询师直接重复求助者刚刚所陈述的某句话，引起求助者对自己某句话的重视或注意，以明确要表达的内容。咨询中有些求助者的表达常常是令人不解的，或与事实不符，或与常理不符等，对此咨询师可以应用重复技术澄清。

使用重复技术时需要注意：该技术只在求助者的表达出现了疑问、不合理、与常理不符等情况下使用，若求助者的表达是明确的、清楚的，就没有必要再使用该技术。如果过多使用可能会使求助者误解，求助者可能会产生疑问"您是不是听不懂我说的话啊"从而对咨询师的能力产生疑问。

（五）内容反应技术

内容反应技术，也称"释义技术"或"说明"，是指咨询师把求助者陈述的主要内容经过概括、综合与整理，用自己的话反馈求助者，以达到加强理解、促进沟通的目的。咨询师选择求助者陈述的实质性内容，经过概括整理后，用自己的语言将其表达出来，最好是引用求助者最有代表性、最敏感、最重要的词语。内容反应技术的目的是加强理解、促进沟通。通过求助者的修正，可使咨询师达到深入、准确理解求助者的目的。

内容反应技术的另一个目的是使得求助者有机会再次剖析自己的困扰，重新组合那些零散的事件和关系，深化会谈的内容。

咨询师的内容反应技术还可以达到帮助求助者更清晰地做出决定的目的。咨询师的内容反应使求助者所述内容更加明朗化，也可以使求助者清晰地知道自己要解决的问题是如何取得父亲的同意，或在父亲不同意的情况下该如何处理。

（六）情感反应技术

情感反应技术是指咨询师把求助者所陈述的有关情绪、情感的主要内容经过概括、综合与整理，用自己的话反馈给求助者，以达到加强对求助者情绪、情感的理解，促进沟通的目的。虽然情感反应技术表面看与内容反应技术很相近，都是咨询师将求助者陈述的内容进行综合后再做出反馈，但两者有所区别，内容反应着重于求助者言谈内容的反馈，而情感反应则着重于求助者的情绪反应。情绪往往是求助者内心的外露，经由对求助者情绪的了解可进而了解或体验求助者的思想、态度等。

一般地说，内容反应与情感反应是同时的。

情感反应的最有效方式是针对求助者现在的而不是过去的情感。比如，"你此时的情绪似乎是对你丈夫非常不满"比"你一直对你丈夫非常不满"更有效。

情感反应最大的作用就是捕捉求助者瞬间的感受，但有时这种针对此刻的情感反应可能对求助者的冲击太大，反而不如以过去的经验作为情感反应的对象为宜。

面谈中，求助者往往会出现混合情感或矛盾情绪，如既爱又恨的感情，既有吸引力又有排斥力，富有技巧的咨询师擅长于寻找求助者困扰中的矛盾情绪而予以突破。

求助者的情绪性词语是观察其对周围环境认知的很好线索。咨询师可由此了解到求助者的思想、情感。同时通过情感反应，使求助者更为清晰地、深刻地认识自己。

（七）具体化技术

具体化技术指咨询师协助求助者清楚、准确地表述他们的观点以及他们所用的概念、所体验到的情感以及所经历的事情。求助者因为各种各样的原因，其所叙述的思想、情感、事件等常常是模糊、混乱、矛盾、不合理的，也使问题变得越来越复杂，纠缠不清，这些常常是引起求助者困扰的重要原因之一。由于求助者谈话内容的不具体，咨询师掌握的信息很可能是模糊的、错误的，咨询师也难以有针对性地工作。咨询师借助于具体化这一咨询技术，可澄清求助所表达的那些模糊不清的观念及问题，把握真实情况，同时也使求助者弄清自己的所思所感，从而促进咨询的顺利进行。这就是具体化技术的意义。

当求助者出现以下情况时，咨询师应该使用具体化技术。

1.问题模糊

有些求助者因为文化程度、逻辑能力、分析能力等原因，可能对自身存在的问题缺乏深入、准确的认识，甚至搞不清自身问题所在。也有些求助者不愿意谈具体问题，只愿意概括，因此，求助者常常用一些含糊的、笼统的概念陈述自己的问题，比如，"我快烦死了""我很伤心""我感到绝望"等，并由此形成自我暗示，自己被自己所界定的这种情绪笼罩，陷入困扰之中。有时求助者表达不清楚自己想要表达的思想、情感和事情经过，或者自己也搞不清事情是怎样的、自己究竟是怎么思考的，其体验到的感觉就是不确定的、模糊的。此时咨询师应该使用具体化技术使之明确上述问题。

2. 过分概括

引起求助者心理困扰的另一个原因是过分概括化，即以偏概全的思维方式。比如，把对个别事件的意见上升为一般性的结论，把对事的看法发展到对人的看法，把"有时"演变为"经常"，把"过去"扩大到"现在"和"未来"，这就需要予以澄清。

求助者概括化的认知特点决定了其看问题时往往不是抓住事物的本质、整体、主流，而是现象、局部、支流，求助者常常概括地陈述问题，如"他让我感到伤心""她太坏了""我负债累累"等。通过具体化技术，上述问题可能表述为："他出差一个多星期都没有主动给我打过电话。""她说我和某个同事关系暧昧。""为买房我从母亲、哥哥和朋友那里一共借了 12 万元。"当求助者把个别概括为全部，把偶然当作必然，把"一次"看成"永远"，就会使矛盾扩大化、问题复杂化，必然引起情绪困扰。

咨询师明白这一点后，需要及时在求助者表达后使用具体化技术了解事情真相，有针对性地进行咨询。具体化技术重在调整求助者概括化的认知方式，使其具体而不是概括地看问题。有些初学者往往没有搞清楚求助者问题的实质与前因后果，就匆匆忙忙地发表意见或就事论事，这样很难达到咨询的效果。

3. 概念不清

求助者因文化程度等原因，可能在某一个概念的内涵和外延上与咨询师的理解不同，因此所使用的某一概念、所陈述的问题等有时与咨询师的理解相距甚远。此时咨询师需要使用具体化技术澄清，而不能主观地认为这就是求助者的问题，机械地帮助其解决。

因此，对于求助者某些关键性用词，应使用具体化技术澄清，看是否有理解上的片面性。

咨询师若发现求助者说话比较杂乱和空泛时，也应使用具体化技术予以澄清，可以采用层层解析、由表及里的方法，它不仅有助于促进咨询师对求助者所述问题的了解，由此促进对求助者的了解（如某种个性、思维方式、人际关系状况等），也有助于求助者自我认识能力的提高。同时，实施具体化技术的过程有时也是解决问题的过程，当求助者在咨询师的协助下发现了问题的实质时，往往可以减轻其心理压力，有时甚至使问题迎刃而解。因此，咨询师要促进求助者准确地讲述其所面临的情境及对情境的反应，可以借用开放式提问进行，如"你的意思是……""你说你觉得""你能说得更具体点吗""你是怎么知道的""你所说的……是指什么""你能给我举个例子吗"等。

有些咨询师担心使用具体化技术可能给求助者留下自己"理解力不强""缺乏领

悟力"等印象而不愿意提问，只是自己去猜测、判断，这样往往费时费力，还可能出错。解决这些问题最简单有效的办法是通过具体化技术澄清。

与此同时，咨询师本身的反应也要针对求助者特有的情况来进行，不可随便使用一些常见和普遍性的词汇或随便给求助者贴上标签，如"我觉得你自卑""你的性格过于内向""你是个悲观主义者"等。这样的词语往往会起暗示、强化、评判的作用，会对求助者产生影响，故应谨慎使用。

（八）参与性概述

参与性概述指咨询师把求助者的言语和非言语行为包括情感等综合整理后，以提纲的方式再对求助者表达出来，相当于内容反应和情感反应的整合。

参与性概述可使求助者再一次回顾自己的所述，并使咨询面谈有一个暂停调整的机会。参与性概述可用于一次面谈结束前，可用于一个阶段完成时，也可用于一般情况，只要认为对求助者所说的某一内容已基本清楚，就可作一个小结性的概述。

上述各项参与性技巧及倾听技巧都在引导求助者深入、有序、准确地探讨自身的问题，可起到促进探讨、澄清的作用，使求助者对自身的问题、原因、程度等有深入、准确的认识，也使咨询师对求助者的理解和把握深入、准确并易于接受。

（九）非言语行为的理解与把握

1. 正确把握非言语行为的各种含义

正确把握非言语行为并妥善运用是一个优秀咨询师的基本功。非言语行为能提供许多言语不能直接提供的信息，甚至是求助者想要回避、隐藏、作假的信息。借助于求助者的非言语行为，咨询师可以更全面地了解求助者的心理活动，也可以更好地表达自己对求助者的支持和理解。然而，正确把握非言语行为并非易事，需要多观察、多比较、多思考。

2. 全面观察非言语行为

尽管非言语行为有它一定的含义，但是这种含义并不是唯一的。观察和分析非言语行为是一种复杂而微妙的技术，涉及一系列因素。比如，同一种行为在不同文化背景下可能有不同的含义，在不同个性的人身上也会存在差异。如有的求助者低头可能是因为个性内向，而一个外向的求助者低头也许是因为羞愧。一个单一的动作有时很难判断到底是什么含义，为此，应观察一个人的动作群，即一连串相互配合的动作。不把求助者前后的动作加以融会贯通，单凭某个具体动作就下结论，难免会断章取义，误解求助者。

不仅如此，动作所表达的含义可因人因时因地因手段而改变，所以应把动作群放在某种情境中来了解。一位求助者在咨询中总是把脚踝交叠，或许只是为了掩饰袜子上的破洞；一位对咨询师斜视的求助者，可能是因为当他表示赞同时习惯这样斜视，而绝非对咨询师有所不恭。如果咨询师想当然，很可能就会判断失误。为此，咨询师要做到看在眼里，记在心里，先保留看法，看看是否确实如此，而不宜马上表现出来。在这里，咨询师过于灵敏的反应有害无益。

有些咨询师为了显示自己的观察敏锐、判断准确而轻率地表露出自己的看法，这是不妥当的。即使判断正确了，也不应该随便表露，可以在自己的态度、言行上有所调整，因为一旦求助者发现咨询师时时在注意自己的一言一行，会给他带来压力和不安。

3. 如何看待言语内容与非言语内容的不一致

一般情况下，一个人的非言语行为所暴露的信息应该和言语表达的意义是一致的。然而两者有时也会出现不一致。咨询师需要分析因为什么出现了不一致，求助者的真实意图是什么，是有意识地隐藏，还是无意识的。抓住求助者言语和非言语的不一致，有时会发现心理问题的根源。

咨询中，咨询师对求助者的关注是综合性的，言语的或非言语的，公开的或隐秘的，瞬间的或经常的，形成综合印象。这种听、看、想、说的过程是伴随着整个咨询过程的。咨询师应不断地把接收的信息与原有信息进行比较、筛选，形成新的认识，并相应调整自己的言行。

课后练习

1. 八种参与性技术中不包括（   ）

A. 倾听

B. 面质

C. 内容反应

D. 情感反应

2. 倾听时容易出现的错误是（   ）

A. 过分重视求助者的问题

B. 迟迟不下结论

C. 不好意思打断求助者的叙述

D. 做出道德和正确性的评价

参考答案：1.B   2.D

第三单元　影响性技术

一、学习目标

理解并掌握影响性技术的定义，在咨询中运用影响性技术，对求助者实施干预，帮助求助者解决心理问题，促进咨询目标实现。

二、工作程序与相关知识

（一）面质技术

面质技术又称"质疑""对质""对峙""对抗""正视现实"等，是指咨询师指出求助者身上存在的矛盾，促进求助者的探索，最终实现统一。求助者因为自身的原因，常常存在各种矛盾，而这种矛盾，往往就是求助者的问题所在。咨询师需要使用面质技术，促进求助者的统一，至于统一到哪里，其实已经不重要了。

1.求助者常见的矛盾

（1）理想与现实不一致。求助者的理想与现实可能是不一致的，由此产生混乱如"我最近很忙，感觉非常累，我真想找一个度假村，关掉手机，踏踏实实地睡上三天三夜"。求助者的愿望是到度假村睡觉，可现实中因工作繁忙并没有去，求助者内心的动机冲突造成理想与现实的不一致，从而产生苦恼。咨询师："你很想到度假村踏踏实实地睡觉，但因为忙你并没有去，你的愿望和现实是矛盾的，你能解释一下吗？"咨询师明确指出了求助者的矛盾所在，求助者通过思考认识到了自己的问题所在，自己去进行统一，进而解决问题。至于是统一到放弃休息的想法去忙工作，还是统一到放弃工作而去休息并不重要。

（2）言行不一致。求助者的言和行可能不一致，由此产生痛苦。求助者说："我知道吸烟有害健康，我真想戒烟。"可求助者却点燃一支烟吸了起来。求助者的言语和行为明显不一致，咨询师需要使用面质技术促进求助者的统一。咨询师："你说你想戒烟，我看到的是你在吸烟，你所说的和你所做的是存在矛盾的，对此你如何解释？"如此求助者必然会去探索，自己去实现统一，可以统一到戒烟，也可以统一到吸烟。一旦言和行统一，困扰求助者的问题就可解决。

（3）前后言语不一致。求助者可能搞不清自己的问题所在，因此前后叙述的事实存在矛盾，"我很担心这次考试通不过，因此在五一假期里要抓紧时间好好学习……我已经和同学约好了，五一假期到外地旅游。"求助者在假期的安排上前后矛盾。咨询师应使用面质技术促进求助者的统一。"你前面讲要利用假期努力学习，后面又讲到要在假期去外地旅游，在时间安排上前后是矛盾的，对此你如何解释呢？"通过面质技术，促进求助者思考，最终实现统一。

（4）求助者与咨询师的意见不一致。咨询中有时出现咨询师对求助者的评价与求助者的自我评价不一致，或咨询师所见与求助者的陈述存在矛盾，某求助者认为自己丑，咨询师觉得求助者属于漂亮的。某求助者在谈到自己被婚姻问题困扰时，咨询师却从其表情中观察到喜悦的成分。这明显存在矛盾，需要使用面质技术。咨询师："你告诉我你因为婚姻问题很苦恼，可是我从你的表情中却看出你有些快乐，这似乎存在矛盾。你可以解释一下吗？"通过面质技术，促进求助者思索并最终达到统一，求助者明确了自身的问题，咨询师对求助者的理解也更加深入、准确了。

2. 使用面质技术的目的

（1）协助求助者促进对自己的感受、信念、行为及所处状况的深入了解。

（2）激励求助者放下自己有意无意的防卫心理、掩饰心理来面对自己、面对现实，并由此产生富有建设性的活动。

（3）促进求助者实现言语和行动的统一、理想自我与现实自我的一致。

（4）使求助者明确自己所具有而又被自己掩盖的能力、优势，即自己的资源，并加以利用。

（5）通过咨询师的面质给求助者树立学习、模仿面质的榜样，以便将来自己有能力去对他人或者自己作面质，而这是求助者心理成长的重要部分，也是健康人生所需学习的课题。

面质技术在许多理论流派的方法中都有所涉及。比如，完形学派非常强调面质，目的是使求助者能持续地对自己此时的所作所为以及他们已经做了些什么有所觉察，鼓励他们去辨别言语与非言语表达之间的差异。理性情绪流派强调对非理性、不合理信念体系的面质，鼓励求助者努力地去检查狭隘的非理性信念，从而促使求助者改变并培养理性信念。现实疗法基本上是一种面质的方法，以便不断地鼓励求助者去判断他们的行为是否真实，决定是否去负责，并检查他们是否以不负责的行为去完成他们的需要。交互分析法对求助者用以逃避亲密性的策略进行面质，并且激励他们重新评估仍然影响他们生活的早年的重要决定，也鼓励求助者决定他们如何改变以及他们想做何种改变。目前，求助者中心方法也开始重视面质的意义。

3. 使用面质技术的注意事项

咨询时需要使用面质技术，但务必谨慎、适当。因为面质具有一定的威胁性，使用不当可能伤害求助者的感情或影响咨询关系，甚至导致咨询失败。但过分小心，害怕使用面质，对求助者的成长也不利。因此实际咨询中，要根据具体情境尤其是咨询关系建立的程度，选择适当的用词、语气、态度等。为此，在使用面质技术时要注意以下五点：

（1）以事实根据为前提。使用面质技术时，一定以了解到的事实为前提：有矛盾的事实存在才可以使用该技术，在事实不充分、矛盾不明显时，一般不宜采用。

（2）避免个人发泄。面质的目的是促进求助者统一，促进其成长，故应以求助者利益为重，不可将面质变成咨询师发泄情绪乃至攻击对方的工具或理由。例如，"你一会儿说要利用假期学习，一会儿又说要去旅游，像你这样我有什么办法帮你""你一会儿说好，一会儿又说不好，到底是好还是不好说话怎么可以这样出尔反尔"等，这不是正确的面质技术，应该避免。

（3）避免无情攻击。有些咨询师不是在诚恳、理解、关怀的基础上应用面质，而是把面质当作表现自己智慧与能力的机会，因此没有考虑求助者的感情，一味地，无情地使用面质，致使求助者无法招架，陷入尴尬、痛苦状态。例如，"你说你爱她，可你因何最终又离开了她？你自认为自己是个爱情至上者，为什么就不能排除父母的反对意见呢？你不是认为自己是个品行优秀的青年吗？可为什么在她有病、急需你关怀、帮助、照顾的时候，你反而在她的心上捅了一刀？"如此的面质，使求助者感觉到自己像在法庭上被批评指责，而不是在咨询，求助者极有可能产生防卫、掩饰心理，阻碍表达，破坏咨询关系。

（4）要以良好咨询关系为基础。面质所涉及的问题对求助者来说有可能具有应激性，具有一定的威胁，有可能导致危机出现，故咨询师的共情、尊重、温暖、真诚等是非常重要的，因为良好的咨询关系会给求助者以心理支持，而充满理解、真诚的面质会减弱面质中的有害或危险成分。

（5）可用尝试性面质。一般来说，在良好的咨询关系没有建立前，应尽量避免面质。若不得不用，应使用尝试性的面质，如"我不知道我是否误会了你的意思，你上次似乎说你学习挺轻松，成绩也好，可刚才你却说学得很累，老担心学习成绩，不知哪一种情况更确切？"在此运用了"似乎"这一不肯定的用词，而开始时又先说明自己可能误会了对方的意思，最后又用问题作结束，这样的面质就为求助者留了余地：若求助者不愿面对面质中所提的问题，也有机会避开。若求助者故意避开，这时就不必再追问下去，以免使求助者难堪、恐慌，可在适当时候再作尝试。

咨询中使用面质技术是必要的，但要谨慎，面质要和支持结合起来。正如艾根（Egan，1973）所说，没有支持的面质会发生灾害，而没有面质的支持则是软弱的。

（二）解释技术

解释技术指运用心理学理论来描述求助者的思想、情感和行为的原因、实质等，或对某些抽象复杂的心理现象、过程等进行解释。应用解释技术可使求助者从一个新的、更全面的角度来重新面对困扰、周围环境及自己，并借助新的观念和思想来加深对自身行为、思想和感情的了解，领悟并提高认识，促进变化。

解释是面谈技巧中最复杂的一种，它与内容反应技术的差别在于，内容反应是从求助者的参考框架来说明求助者表达的实质性内容，而解释则是在咨询师的参考框架下，运用心理学理论和人生经验来为求助者提供一种认识自身问题以及认识自己和周围关系的新思维、新理论、新方法。解释技术属于内容表达，解释侧重于对某一问题做理论上的分析，而内容表达则是指咨询师提供信息、建议、反馈等。

咨询师根据掌握的理论和经验，针对不同求助者的不同问题做出各种不同的解释，这是一项富有创造性的工作。咨询师水平的高低很大程度上取决于其理论联系实际的程度。

初学者往往以为记住了某几种理论流派的概念、方法就能应对自如地进行咨询，实际上书本知识和实际应用之间还有很大差异。有些咨询师只是简单地用理论去套实际，甚至削足适履，不懂得如何灵活地掌握理论、灵活地运用知识，忽视了现实中所遇到的求助者是形形色色的，问题也是千变万化的，容易显得说服力不强，解释过于牵强、千篇一律，甚至出现张冠李戴、无法解释的情况。有些咨询师用弗洛伊德的幼年性体验去解释一切问题，而有些则是一律用行为来解释。事实上，有些问题的根源在过去甚至在幼年，或许是性心理发育的偏离，或是其他不良刺激（环境的潜移默化、个体的遭遇等），而有些问题则是由最近的现实挫折引起的。咨询师应把握真相，做到具体问题具体分析。

所以，进行解释时，首先应深入了解情况，准确把握。否则，做出的解释势必产生偏差。同时应明确自己想解释的内容是什么，若对此也模糊不清或前后矛盾，则效果就差。还要把握对待不同的求助者，在什么时间运用什么理论怎样解释最好。影响解释效果的因素并非是单一的，它不仅取决于咨询师掌握知识的多少，还在于其灵活地、熟练地、创造性地在实践中运用知识的能力。

另一种情况则是有些咨询师凭感觉、凭经验知道了求助者的问题所在，但难以从理论的高度给予系统的分析解释，他们的解释或过于表面化，或叙述不清，或缺乏说服力。这就需要咨询师提高理论修养，否则会影响咨询效果。

如何应用解释技术，同样有一系列技术问题。例如，解释应因人而异，有些求助者文化水平较高，有一定的心理学修养，领悟能力较强，解释时可以深些、系统些、全面些。对于理解能力不够强、文化水平较低的求助者，应尽量解释得通俗易懂，少用专业术语，多打比方，多举例子，这样更容易被求助者接受。

此外，咨询师不能把解释强加给求助者。一方面，不能在求助者还没有心理准备时就匆忙地解释，这样往往会使求助者不知所措，难以接受；另一方面，不能把求助者不同意或有怀疑的解释加在他的身上。某咨询师说："你问题的原因就是这样，你不理解是因为你不懂心理学""你不同意我的解释，我就没办法了，到底是你懂还是我懂"等，强迫求助者接受，这样难以达到咨询效果。最好的办法是经咨询师富有技巧性的帮助，求助者有了足够的思想准备，水到渠成。最有效的解释是与求助者的思想基础、理论取向有某种程度的吻合，一位相信弗洛伊德理论的求助者比一位不懂此理论甚至反对此理论的求助者更容易接受幼年性体验影响的观点。

（三）指导技术

指导技术指咨询师直接地指示求助者做某件事、说某些话或者以某种方式行动。指导技术是对求助者影响力最明显的一种咨询技术。心理分析学派常指导求助者进行自由联想以寻找问题的根源。行为主义学派常指导求助者做各种训练，如系统脱敏法、满灌疗法、放松训练、自信训练等。人本主义中的完形学派习惯于做角色扮演指导，使求助者体验不同角色下的思想、情感、行为。理性情绪学派针对求助者的各种不合理信念予以指导，用合理的观念代替不合理的观念。

有一些咨询师不赞同用指导技术，例如，非指导型咨询师，他们反对操纵和支配求助者，很少提问题，避免代替求助者做决定，从来不给予回答，在任何时候都让求助者自己确定讨论问题，不提出需要矫正的问题，也不要求求助者执行推荐的活动。总之，他们不赞成用指导技术，认为这是把咨询师的意志强加在求助者身上。但多数咨询师仍然经常使用指导技术，认为它是最有助于影响求助者的方法。

使用指导性技术时，咨询师应十分明确自己对求助者指导些什么以及效果怎样。叙述应清楚，要让求助者真正理解指导的内容。同时，不能以权威的身份出现，强迫求助者执行，若求助者不理解、不接受，效果就差，甚至无效，还会引起反感。指导时的言语和非言语行为都会同时对求助者产生影响。

（四）情感表达技术

情感表达技术就是咨询师将自己的情绪、情感及对求助者的情绪、情感等，告知求助者，以影响求助者。情感表达技术的作用是通过情感的表达，促进求助者的探索和改变，促使咨询顺利进行，情感表达和情感反应完全不同，前者是咨询师表达自己及对求助者的喜怒哀乐，而后者是咨询师将求助者的情感内容整理后进行反馈。

咨询师做出情感表达，其目的是为求助者服务的，而不是为作反应而反应，或为了自己而表达、宣泄。因此，其所表达的内容、方式应有助于咨询的进行。咨询师的情感表达既可以针对求助者，如"看到你经过三次咨询已经找到了自己的问题所在，而且已经发生了明显的改变，我为你的变化感到高兴"。此时咨询师明显地通过情感表达鼓励求助者。有时情感表达也可以是针对咨询师自己的，但是咨询师应该注意，一般只对求助者做正性情感表达，如"我很欣慰你做出了积极的选择"，而不能做负性情绪的表达。因为负性的情感表达只能阻碍咨询而不是促进。当然，为表达共情时的负性情感表达除外。咨询师通过情感表达，理解了求助者，表现出共情。正确使用情感表达，既能体现对求助者设身处地的理解，又能传达自己的感受，使求助者感受到一个活生生的咨询师形象，也了解了咨询师的人生观。同时，咨询师的这种开放的情绪分担方式为求助者做出了示范，易于促进求助者的自我表达。

（五）内容表达技术

内容表达技术指咨询师传递信息、提出建议、提供忠告、给予保证、进行解释和反馈，以影响求助者，促使求助者实现咨询目标。如咨询开始阶段咨询师介绍心理咨询是什么，解决什么问题，怎样解决等，面对求助者关于近来总做噩梦，咨询师说"梦是怎么回事……"等，都是内容表达。

咨询过程中，各项影响技术都属于内容表达，都是通过内容表达技术起作用。广而言之，指导、解释、自我开放、影响性概述等都是一种内容表达。内容表达技术与内容反应技术不同，前者是咨询师表达自己的意见，而后者则是咨询师反映求助者的叙述。虽然内容反应中也含有咨询师所施加的影响，但比起内容表达来，则要显得隐蔽、间接、薄弱得多。求助者中心学派、非指导型咨询师多用内容反应，而希望直接施加影响、表达自己观点的咨询师则多喜欢内容表达。

反馈是一种内容表达，反映咨询师对求助者的种种看法，借此可使求助者了解自己的状况，也可从求助者的言语和非言语反应中得知自己的反馈是否正确，从而相应地做出调整。提出忠告和建议也是内容表达的一种形式，但应注意措辞要和缓、尊重，如"我希望你能改变对……的看法""如果你能用积极、合理、有效的行为模式解决你的困扰，或许比你现在所做的要好"，而切不可使用"你必须……""你一定要……""只有……才能……"等说法。否则，求助者可能产生不愉快的感觉，感觉是被咨询师教育。同时，咨询师应该知道自己的忠告和意见只是解决问题的方式之一，不一定是唯一正确、必须实行的，否则会影响咨询关系。

（六）自我开放技术

自我开放技术也称"自我暴露""自我表露"，是指咨询师提出自己的情感、思想、经验与求助者共同分享，或开放对求助者的态度、评价等，或开放与自己有关的经历、体验、情感等。自我开放技术与情感表达和内容表达十分相似，是二者的一种特殊组合。

自我开放技术在咨询会谈中十分重要，咨询师的自我开放与求助者的自我开放有同等价值。它能促进建立良好的咨询关系，能使求助者感到有人分担了其困扰，感受到咨询师是一个普通的人，能借助于咨询师的自我开放来实现求助者更多的自我开放。

自我开放一般有两种形式，一种是咨询师把自己对求助者的体验感受告诉求助者。若感受是积极、正面、赞扬性的，则为正信息，如"对于你刚才的坦率，我非常高兴"。一般地，正信息能使求助者得到正强化，使求助者愉悦和受到鼓励，但传达的正信息必须是实际的、适度的、真诚的，不然会适得其反。若感受是消极、反面、批评性的，则为负信息，如"你迟到20分钟，我觉得有些不愉快。或许你有什么原因，你能告诉我吗"。传达负信息的自我开放时，应注意到它可能会产生的副作用，也就是说，不能只顾自己表达情绪而忽视了体谅求助者的心情。所以，上例中后半句是必要的。

第二种形式的自我开放是咨询师暴露与求助者所谈内容有关的个人经验。例如，"你所提到的考试前紧张，我以前也有体验。每到大考前，我就开始烦躁不安，晚上睡不好……但不知这时候你的看书效率怎么样"。一般来说，这种自我开放应比较简洁，因为目的不在于谈论自己，而在于借自我开放来表明自己理解并愿意分担求助者的情绪，促进其更多地自我开放。为此，咨询师的自我开放不是目的而是手段，应始终把重点放在求助者身上。

此外，自我开放需建立在一定的咨询关系上，有一定的会谈背景，若突如其来，可能会超出求助者的心理准备，反而导致效果不好。自我开放的内容、深度、广度都应与求助者所涉及的主题有关，若咨询师自我开放的数量太多，就可能占用求助者太多的时间，故应适可而止。

咨询师，尤其是初学者务必注意，是否对求助者开放，一般应以求助者请求为准，咨询中应该反对随意的、过于主动的自我开放。有些咨询师认为应该给求助者树立榜样，遇到求助者的问题时，主动把自己的经验开放出来，可能使求助者不悦，甚至反感。

有时，即使求助者提出请求，咨询师也不一定要进行自我开放。咨询时是否进行自我开放，要考虑开放后对咨询的影响。自我开放应以有助于促进咨询关系、促进求助者进一步自我开放和深入地了解自己、加强咨询效果为准则。

（七）影响性概述

咨询师将自己所叙述的主题、意见等组织整理后，以简明扼要的形式表达出来，即为影响性概述，相当于内容较多的内容表达。影响性概述可使求助者有机会重温咨询师所说的话，加深印象，也可使咨询师有机会回顾讨论的内容，加入新的资料，强调某些特殊内容，提出重点，为后续的交谈奠定基础。

影响性概述与参与性概述不同，前者概述的是咨询师表达的观点，而后者概述的是求助者叙述的内容，因而前者较后者对求助者的影响更为主动、积极和深刻。

影响性概述既可在面谈中间使用，也可在结束时使用，有时常和参与性概述一起使用。比如，当用于面谈结束时，咨询师可总结求助者的主要问题、原因及影响等，然后小结双方所做的工作，概述自己所阐述的主要观点。这样会使整个咨询过程脉络清楚，条理分明，有利于求助者把握咨询全局，加深印象。当然，有时也可以让求助者做这一工作，咨询师可由此了解求助者所把握、所理解的程度，咨询师可在此基础上做出概述或某些修正。

（八）非言语行为的运用

言语表达是咨询双方交流信息、沟通感情、建立咨询关系的基本条件之一，也是咨询师帮助求助者的主要工具之一，因而言语行为在咨询中占有重要地位。然而，咨询过程中会出现大量的非言语行为，或伴随言语内容一起出现，对言语内容作补充、修正，或独立出现，代表独立的意义，在咨询活动中起着非常重要的作用。

咨询师应重视把自己的非言语行为融入言语表达中，渗透在咨询过程中。通过非言语行为传达的共情态度比言语还多，影响更大。因此，并非只是口头语言在参与咨询，而是整个人在参与咨询。咨询师是否能赢得求助者的信任、好感，很大程度取决于非言语行为的表达。咨询时，倘若咨询师说，我尊重你，我关心你的喜怒哀乐，然而眼睛却是东张西望，双手交叉胸前，跷着二郎腿，晃荡着椅子，这种动作、神态很难使求助者相信咨询师对他的关注。有时求助者正兴致勃勃地叙述着什么，而咨询师对叙述的东西不感兴趣或心中有事，就会有意无意地表现出不耐烦，这种信息会影响求助者的积极性，使之觉得扫兴、失望。

咨询师的非言语行为受到其价值观、品德修养、信念等诸多因素的影响。因此，它是理论和技术之外的内容，但对咨询成败举足轻重。重视学习理论和技巧，但忽视提高自己内在素养的咨询师，很难成为一流的咨询师。咨询师所面对的与其说是求助者的问题，不如说是有问题的求助者，是与人心灵的交流，因此，咨询师在会谈中不仅需要真挚而充满感情，还要十分谨慎。

咨询师应理解把握非言语行为，促进咨询。

1.非言语行为在咨询中的作用

（1）加强言语、重音、手势和面部表情。非语言行为与言语一起出现，可使言语的意义更丰富，情绪色彩更鲜明，加强言语的表达。

（2）配合言语。非言语行为将配合言语，促进交流。例如，求助者如果想继续表达，那么他会把手停在空中，此时咨询师不应打断，而是应该倾听。

（3）实现反馈。听话者对讲话者做出持续的反应，如面部表情可表示同意、理解、惊讶、不满等信息，使对方感知自己的反应。

（4）传达情感。交流者常用非言语形式表达自己对对方的喜欢、理解、尊重、信任的程度，像面部表情和声调这样的非言语暗示比言语信号影响更大。

咨询中，求助者或咨询师可能会试图隐藏其真实情感，但却无意识地通过难以控制的非言语行为暴露出来。双方的情绪状态如愤怒、压抑、焦虑、恐惧、不安、厌恶、鄙视、愉悦、兴奋、满意等，通过非言语交流往往会更清楚。

作为咨询师，非言语行为也是表达共情、积极关注、尊重等的有效方式之一。非言语行为与咨询技巧（即参与性技术和影响性技术）之间的一致性是提高咨询效果的重要保证，不然会削弱、破坏咨询技巧的作用。因此，咨询师在咨询过程中要讲、听、看、想，缺一不可，将其协调使用、合理搭配，才能最大限度地发挥整体效能。

2.目光注视

在传递信息的所有部位中，眼睛是最重要的，它可以传递最细微的感情。一般来说，当一方倾听另一方叙述时，目光往往直接注视着对方的双眼，但不是直盯着。而当自己在讲话时，这种视线的接触会比听对方讲话时少些，即讲者比听者更少注视对方。

许多人在说话时避免看着对方，主要是为了避免出现岔开话题的情况。说话时正视一下对方，则表示在说话停顿状态，对方可以打断他的话，假若他停顿了，但不看对方，说明他的思路还没有断："这不是我要讲的全部内容，我只是在略作考虑。"咨询师如果不合时宜地打断求助者的叙述，会使求助者感到没有被接纳，而咨询师此时的插话、问话、反应等，可能会转移求助者叙述的主题，甚至会使一些重要的线索中断。

如果听者对讲者扫视一下，那么很可能是说："我对你所说的不十分同意""我对你的话表示怀疑"，如果配上摇头、皱眉等其他非言语行为，那么这种含义就更清楚了。如果作为听者的咨询师做出这一动作而被求助者发现，就可能影响到他的叙述，而正在讲述中的咨询师若发现了求助者的这一目光，就应及时做出某种调移，比如询问一下求助者的意见，或更严谨地思考一下自己的观点。

如果说话者讲完某句话或某个词后将目光移开，可能表示"我对自己所说的也不太有把握"。如果别的表情、动作以及声音也透露出讲话者的心虚、疑惑，那么听者就会感到疑惑，甚至不信任。咨询师若如此表述，尤其是解释、指导时，则会大大地削弱其影响力。

若听对方说话时看着对方，则含有这样的意思："我也是这个看法"或"我对你说的很感兴趣"。如果说话者看着听者，那就是说，"我对我讲的很有把握"。

若咨询师问求助者的某些问题出现失误，而使求助者感到不舒服或有厌恶感、羞怯感时，求助者不愿注视咨询师，借以作为一种逃避和隐瞒。

当一个人被询问时，或者对他人言行产生防卫性、攻击性或者敌意时，视线相交的机会便会增加。当一个人被激怒时，有时候可发现他的瞳孔张得很大，当然还会有其他一系列面部表情。

一个性格内向、羞怯的求助者会不习惯过多的目光接触，他既不敢太多注视别人，也不愿别人看着自己。

一般来说，使自己感到愉悦的人，人们更愿意注视；比起同性来，对异性的注视可能更多些。但作为咨询师，对异性的注视应适度，否则可能使求助者感到不礼貌或带来困扰，尤其面对异性敏感者时更应谨慎。

咨询中的目光使用很重要、咨询师是否善于利用目光参与倾听和表达，这直接影响到咨询的效果。交谈时，有些咨询师眼睛注视地面或房顶，或者脸侧向一方，这会显得不礼貌，对求助者不够重视。有些咨询师则死死地盯住求助者的眼睛，这样会使其感到窘迫，甚至透不过气来。有些咨询师则用目光在求助者身上扫视，甚至看其身后，可能使其惶惑不安。与求助者讲话时，若咨询师把目光随意移向一旁，最会引起求助者的注意。求助者会从咨询师这一特定神情中看出咨询师没有认真倾听，便会产生不安、不被信任的担忧，可能会停止表达，或只做浅层次的探索。

眼睛应注视求助者的哪些部位为好？一般来说，目光大体注视求助者的面部为好，给对方一种舒适的、很有礼貌的感觉，并且表情要轻松自然。目光范围过小会使求助者产生压迫感，而目光范围过大则会显得太散漫、随便。

目光可以表达不同的情感和意义，咨询师应恰如其分地使用。如表达安慰时，目光充满了关切。给予支持时，目光传达出力量。提供解释时，目光蕴含着智慧。

3. 面部表情

面部表情与人的内心活动，尤其是情绪息息相关，一个人内心的喜怒哀乐无不在脸上透露出来。观察一个人的非言语行为，主要是集中在面部表情上，目光注视其实也是面部表情的一部分。

心理学家珍•登布列顿谈到推销员如何了解顾客的心理时说，假如一个顾客的眼睛向下看，而脸转向旁边，表示你被拒绝了。如果他的嘴是放松的，没有机械式的笑容，下颚向前，他就可能会考虑你的提议。假如他注视你的眼睛几秒钟，嘴巴乃至鼻子的部位带着浅浅的笑意，笑容轻松，而且看起来很热心，这个买卖便做成了。

达尔文在他的著作《人和动物感情的表达》一书中探讨"是否相同的表情和姿态，通用于人类的各个种族"，他对世界各地的观察材料进行分析，认为人类在面部表情的沟通上极为相似。也就是说，眼睛和嘴巴张大，眉毛上扬，是惊愕的表情；害羞会脸红；愤慨或挑衅时会皱眉头、昂首挺胸并紧握拳头；人在深思问题或竭力解开疑惑时，会皱起眉头或眯起眼睛。

一般不愉快或迷惑可以借助皱眉来表达，嫉妒或不信任时会将眉毛上扬。研究发现，一条眉毛扬起是传统的怀疑信号，双眉扬起是惊讶的信号，双肩下垂则是沮丧和忧伤的信号。

冲突、挑战、敌对的态度用绷紧下颚的肌肉和斜眼瞪视来表示，这时嘴唇也是紧闭的，摆出一种防御姿态，头和下颚常挑衅地向前推出，眉毛下垂，眉头皱起。

笑是脸部表情中重要的一点，不同的笑可体现人不同的心情，有会心的、愉悦的、满足的、兴奋的、害羞的、不自然的、尴尬的、解嘲的等。

在理解面部表情时需要注意的是，有些人体动作在某种情况下可能根本没意思，而在另一种情况下却十分有内容，但内容含义可能很不一样。比如，皱眉可以简单地理解为一句话的中间停顿，在另一种情况下也可能是"心里冒火"或"讨厌"的信号，或者是思想集中的表现。如果仅仅研究皱眉或面部表情，就难以确切把握其含义，还要知道这位皱眉者在干什么，要联系其他一系列非言语行为所表达出来的含义来判断。

4. 身体语言

咨询师和求助者的身体、手势的运动和位置在相互沟通中起着重要作用。它们的变化往往能反映咨询状况的某种变化。身体语言具有丰富的含义：一般低头表示陈述句的结束，抬头表示问句的结束，而较大幅度的体态改变表示相互关系的结束，表示思维过程或较长的表达的结束。

如果体态的改变到了不再正视对方的地步，则表示不愿再交谈下去，想把注意力转移到其他对象上去。如同小孩在听父母训斥时，嘴巴在说："是的，是的，我知道了。"同时他把身子转了过去，其实是在发射另一种信号："够了，够了，我要走了。"

咨询师要善于发现求助者身体传达的信息。有时，咨询师会发现求助者移动身体，把脚及整个身体对着门口，这个姿态很可能是求助者想结束交谈，他的体态正是想告诉咨询师：我想离开。

人们有时借用摊开双手、解开外衣纽扣或脱掉外套，表达一种真诚、坦白；而双手交叉在胸前则常表明一种防卫，表示否定、拒绝或疏远。

有些求助者很慢地、细心地把眼镜摘下来，并且小心地擦擦镜片（即使镜片根本不需要擦），这种情况常表明求助者提出反对意见、澄清问题或提出问题之前拖延时间以便多做些思考。而有的来访者则把眼镜摘下，嘴巴咬着一条眼镜腿，由于口中衔东西讲话不方便，因此，借此动作来注意倾听或避免说什么，又可多多思考，把东西放在口里也意味着这个人需要寻找新的资料。

不同的手指手势，可能传达了一个人的焦虑、内心冲突和忧愁：小孩要恢复信心、鼓起勇气，会吸吮大拇指；学生担心考试会咬指甲或咬钢笔、铅笔等；而成人遇到棘手的事情，可能会猛地拉头发。

咨询中，若求助者的双手紧绞在一起或反复摆动，加之身体坐立不安，往往表明求助者情绪紧张而难以接近。这时，咨询师应设法使其放松。颇为简单的方法是在会谈时略微倾身于他，这样会使其感到被接近、被理解。

面谈过程中，求助者若搓起两只手来，很可能是有所期待。例如，由于咨询师给予的理解、尊重、真诚，求助者受到感动而期望得到更多的共情或得到某种指点。若求助者移坐到了椅子的前端，踮起脚尖，很可能是求助者跃跃欲试，预示某种行为即将发生。

求助者在听或讲的过程中，若握紧了拳头，则既可表示一种强调，表示郑重其事，也可能表示一种决心，当然也可以是一种愤怒。咨询师应善于结合其他信息综合判断。若代表决心，咨询师应及时在言行上给予支持、鼓励。若是愤怒，则应及时查清原因，予以疏导。

若求助者的身体由蜷缩着转化为松弛自在，紧靠在一起的双腿分开，交叉的双脚放了下来时，往往是求助者内心由紧张、不安、害怕、封闭开始变得平静、轻松、开放。如果这一步骤反过来，则表明咨询增加了求助者的紧张情绪，可能是咨询师言谈举止（包括表情等）不当或不被对方所接受，或触动了对方的敏感要害处，也可能是求助者将涉及或已经涉及了自己痛苦的、隐秘的问题。这种信息对于咨询师来说具有重要的价值。

当求助者想要压抑自己强烈的感觉或情感时，往往会不自觉地采取脚踝交叠、双手抓紧的姿势，也有的人会咽口水，或咬紧牙关，或抓住手臂等，来拼命地克制自己

的欲望、冲动。

当求助者对咨询师说的话兴趣不大或想早点结束会谈时，可能会在座位上反复扭动、坐立不安，让人觉得是椅子不舒服，其实并非如此。也有的人会交叉双腿，一只脚不住地轻轻晃荡。有的则是不停地用手指敲弹桌子或椅子，或拿着纸涂鸦。有些则显得目光空洞，心不在焉，对问话没反应或答非所问。咨询师发现这些情况后，应及时调整咨询内容和方式。有时，咨询师也可能表现出这类行为。若被求助者感知，就会使他产生想法。

身体动作不仅表现出求助者此时此刻的思想、情感、行为，在一定的程度上，体态还反映一个人的心理状态。以肩膀为例，亚历山大·洛温博士在《人体动态与性格结构》一书中认为：耷拉着的肩膀表示内心受到压抑，耸着的肩膀和害怕心理有关，肩膀平齐说明能承担责任，弯曲的肩膀是沉重的精神负担的反映。他认为，没有任何语言比人体语言更能表达人的个性，关键就在于正确认识人体语言。

一个人的心理过程影响着人体的行为和功能，人的心理僵化通过姿势和动作也僵化人的举止，一个始终感到不幸的人会终日皱眉，皱眉成了他固定的表情。一个好侵犯、好管闲事的人老是探头探脑。一个温和、慈祥的人常常面带微笑。学者由此认为，当人情绪低落时，仅仅以挺胸和挺直腰杆的动作，就可使自己由颓丧的感觉转变为充满信心。咨询中，那些较自信的求助者往往能正视咨询师，而且正视时间较长，而缺乏自信、心中不踏实者则相反。对咨询师来说，自信的人眨眼的次数也少，那些非言语行为尤其是代表消极意义的非言语行为也少，因此像是更好的听众。

5.声音特质

咨询师和求助者双方的声音亦是交流信息的重要窗口。声音伴随言语产生，有第二言语的功能，它对言语起着加强或削弱的作用。如果声音所传达的信息与言语所表达的信息一致，则肯定、加强言语所传递的意思，反之则有削弱、否定的作用。因此，言不由衷的讲话，既可能被身体语言所暴露，也可能被声音所揭穿。当求助者叙述某一件痛苦、忧愁的事情时，咨询师说："我理解你的痛苦，我愿意为你分担。"然而，语气却是冷冷的、随便的、打发人似的。虽然语言表达的是关怀，而声音却是淡漠的，求助者可能更相信声音的含义而不是语言，因为语言比声音更容易作假。

声音通常包括音质、音量、音调和言语速度。人们借助于声音的轻重缓急自觉不自觉地表达自己错综复杂的思想和感情。

一般来说，音调的提高表明对所谈内容的强调，也表明某种情绪，如激动、兴奋，这既可以是愤怒也可以是惊喜。而音调降低也可以是一种强调，以引起听者注意，也可以表示一种怀疑、回避，或者是因为涉及敏感、痛苦、伤心的事情。声音强度增大，也常表明一种强调，一种激动的情绪，而声音强度减弱，则可能表示一种失望、不快或软弱、心虚。

节奏加快表明紧张和激动，节奏变慢则有可能是因为冷漠、沮丧，或正在思考是不是要表述，如何表述。

一个人的个性可以透过声音外露出来，急性还是慢性、自信还是自卑、坦率还是躲闪，都能在声音上流露出来。求助者叙述、谈论自己和他人的语气，尤其是咨询过程中，声音的突然变化，都能给咨询师提供不少有用的信息。

咨询师不仅要善于判别求助者声音变化所表达的含义，还要善于运用声音的效果加强自己所表述内容的意义及情感。例如，作解释、指导、概述时，应尽量保持平和的语气。语速中等，给求助者稳重、自信、可靠的感觉。情感反应和情感表达时，应有与内容相吻合的情感。咨询师的语速太快太慢，声音太重太轻，音调太高太低，都是不妥当的。

此外，咨询师要善于利用声音停顿的效果。这种停顿有时是一种强调，以引起求助者的重视；有时是一种询问，以观察求助者的反应；有时则是为了给求助者提供一个思考的机会。以上这几种停顿都是为了双方之间更好地沟通，促进求助者更主动地参与会谈。而有时这种停顿则是咨询师想更清楚、更准确地表达自己的意思，或者是思维受到了干扰。

6. 空间距离

咨询时双方的空间距离也具有非言语行为的特征。每个人都拥有一个自己的空间，以保持自己的独立、安全和隐私的需要。如果他人不适宜地闯入，就可能引起不满、愤怒、反抗。咨询师与求助者间亦是如此，双方距离是彼此关系的反映。

一般来说，在专用咨询室里，座位可能相对固定，双方按各自位置就座即可。但座位的布置则应符合有助于咨询关系建立、彼此感到适宜的原则，距离以 1 米左右为宜。有些人喜欢面对面交谈，觉得这样有更多的目光和面部表情交流，言语沟通比较直接。最好是呈直角或钝角而坐，这样可以避免太多的目光接触所带来的压力。

若在室外，双方的距离常因环境而异。若是比较空旷的场地，相互距离会大于处在公共场所中的距离，若是比较嘈杂的场地，则会因人群的密度高以及噪音大而缩小彼此之间的距离，以使交谈容易进行。

不仅因地而异，双方距离其实也因人、因时、因事而异。例如，一般来说，若双方同性别，其间的距离会小于异性间的空间距离，而且两女性间的距离会小于两男性间的距离；青年或成年男性咨询师在面对年轻的女性求助者时，距离会大于面对儿童、少年时；有些敏感、防御性强的求助者希望距离大些，有些希望寻求依靠、帮助的求助者则希望距离小些，以得到一种安慰。

咨询的不同阶段，会谈双方之间的距离也会有所变化。一般来说，初次见面，彼此不了解，间距会大些。随着咨询关系的建立，间距会小些，若求助者对咨询师不那么信任，或对效果不那么满意，求助者会自觉不自觉地加大彼此的间隔。然而另一方面，适当地缩短距离是一种希望加强关系的表示，若使用得当，有助于咨询。但无论如何，咨询师不可忘记彼此间是咨询关系，而不是一般的朋友关系。

如果面对的是危机咨询或寻求感情支持的求助者，则缩短距离可以最大限度地表示咨询师的关切。咨询师微微前倾的身姿能使求助者感到咨询师愿意接纳他、帮助他。

7. 衣着及步态

衣着也可以视为非言语交流的一部分，因为衣饰能反映一个人的个性、经济地位、文化修养、审美情趣等，尤其是较能体现出求助者来访时的某种心情。

比如，一位大学生穿着一件好些天没洗的衣服，皱巴巴而且衣扣不整。这或许可以反映出该求助者心中的困扰已经干扰了他的正常生活，致使他没有时间和精力去料理自己的生活，而且他对此也不在乎。或者反映了他生活的一贯风格，即随随便便，缺乏料理自己、打理自己的能力。这样的人在集体生活中可能被一些人看不惯，因而可能会发生矛盾。

衣着，与其说提供了一种真实的信息，不如说是提供了一系列有可能性的信息。但这类信息是有参考价值的，它可以为咨询师对求助者作综合判断提供一种素材，有经验的咨询师往往能借助求助者的某一点做出一系列有价值的判断。

同样，求助者的步姿、动作、神情对于咨询师把握求助者亦是有价值的。那些垂头丧气，痛苦不堪的求助者从他们进门的一刹那就暴露无遗。

一位求助者进门之后又退出去，之后又进来，可进来后又出去，这样反复了五六次之后才坐下来。这个人进门的举动很可能表明他存在强迫症状。

有些求助者见到咨询师后手足无措，坐立不安，支支吾吾，脸涨得通红，反映了其内心的紧张不安。这样的求助者给人以缺乏自信、胆小害怕的感觉，可能有人际交往上的困难，也可能面临难以自我调节的冲突和紧张情绪。

一个人的个性、心理健康状况以及当时的情绪，往往可以通过其一言一行、一举一动表现出来。咨询师只要善于观察，往往能真正了解到求助者内心的活动，这对于咨询非常重要。

课后练习

1. 面质技术的含义是（　　　）

A. 当面质问求助者

B. 求助者对咨询师质疑

C. 指出求助者身上存在的矛盾

D. 咨询双方当面对质

2. 解释技术的含义是运用心理学理论（　　　）

A. 描述求助者的思想状态

B. 描述求助者的情感反应

C. 描述求助者的行为特点

D. 说明求助者思想、情感、行为的原因与实质

3. 内容表达技术与内容反应技术的区别在于（　　　）

A. 内容表达是咨询师向求助者传递信息，提出忠告

B. 内容反应是求助者向咨询师做出反应

C. 内容表达是求助者向咨询师表达自己的意见

D. 内容反应是咨询师向求助者如实地谈出看法

参考答案：1.C　2.D　3.A

第四单元　放松训练

一、学习目的

理解和掌握放松训练的原理，掌握操作步骤，指导求助者学会放松，并掌握注意事项。

二、工作程序与相关知识

放松训练又称"松弛训练"，是一种通过训练有意识地控制自身的心理生理活动、降低唤醒水平、改善机体紊乱功能的心理咨询与治疗方法。放松疗法是一种求助者完全可以掌握的解决紧张焦虑等情绪困扰及躯体症状的方法，这种方法简便易行，实用有效，较少受时间、地点、经费等条件限制，还可提高求助者改善症状的速度。

（一）放松疗法的原理

放训练是行为疗法中使用最广的技术之一，是在心理学实验的基础上建立和发展起来的咨询和治疗方法，行为治疗最大的特点是将咨询的着眼点放在可观察的外在行为改变上。行为治疗不关心所谓"潜意识"或"内在精神的症结"，也不管行为发生的动态和因果关系，而是把着眼点放在当前可观察的非适应性行为上。行为疗法相信只要"行为"改变，所谓"态度"及"情感"也就会相应改变。行为疗法更关心设立特定的治疗目标。

一个人的情绪反应包含主观体验、生理反应、表情三部分。生理反应，除了受自主神经系统控制的"内脏内分泌"系统的反应不易随意操纵和控制外，受随意神经系统控制的"随意肌肉"反应，则可由人们的意念来操纵。当人们心情紧张时，不仅主观上"惊慌失措"，连身体各部分的肌肉也变得紧张僵硬；当紧张的情绪松弛后，僵硬肌肉还不能松弛下来，但可通过按摩、洗浴、睡眠等方式让其松弛。放松训练的基本假设是改变生理反应，主观体验也会随着改变。也就是说，经由人的意识可以控制"随意肌肉"，再间接地使主观体验松弛下来，回复轻松的心情状态。因此，放松训练就是训练求助者，使其能随意地放松全身肌肉，以便随时保持心情轻松的状态，从而缓解紧张、焦虑情绪等。

（二）放松疗法的操作步骤及实施过程

1.咨询师介绍原理

咨询师应简明扼要地对求助者讲解放松疗法的原理和过程，明确求助者在放松疗法中的主动作用，激发改变自我的积极性。

2.咨询师进行示范、指导

首次进行放松训练时，心理咨询师应进行示范并讲解要点。这样可以减轻求助者的羞涩感，也可以为求助者提供模仿对象。应告诉求助者：如果不明白放松时指示语的要求，可以先观察心理咨询师的动作，然后模仿。

在咨询室进行的放松训练，最好用心理咨询师的专业指导语，以便在遇到问题时能及时停下来。心理咨询师还可以根据情况，主动控制训练的进程，或者有意重复某些放松环节。

在放松过程，为了帮助求助者体验其身体感受，心理咨询师可以在各步骤间隔中指导求助者，如"注意放松状态的沉重、温暖和轻松的感觉""感到你身上的肌肉放松"，或者"注意肌肉放松时与紧张的感觉差异"等。

3.强化求助者的练习

求助者在咨询室学会了放松训练的方法及要领后，需要自行练习达到真正的放松。心理咨询师可以为求助者提供书面指示语或录音磁带，供求助者练习时使用。要求求助者每日练习 1～2 次，每次 5 分钟左右。心理咨询师需要向求助者强调，开始几次的放松训练并不能使肌肉很快进入深度放松状态。需要多次重复练习，才会有效果。对难以放松的求助者，可以采用辅助措施，如生物反馈训练等。

放松训练有多种方法，求助者可以任意采用其中之一，也可以混合使用。下面介绍三种主要的简便易行的放松训练。

（1）呼吸放松法。包括鼻腔呼吸放松法、腹式呼吸放松法和控制呼吸放松法。具体的放松训练指导语如下：

①呼吸放松—鼻腔呼吸。

放松训练指导语：请你在一个舒适的位置坐好，姿势摆正，将右手的食指和中指放在前额上，用大拇指按压住右鼻孔，然后用左鼻孔缓慢地轻轻吸气，再用无名指按压住左鼻孔，同时将大拇指移开打开右鼻孔，由右鼻孔缓慢地、尽量彻底地将气体呼出。再用右鼻孔吸气，用大拇指按压住右鼻孔，同时打开无名指，用左鼻孔呼气。由此作为一个循环，来做鼻腔呼吸的练习。

现在让我们来做练习。先做好准备，用右手的食指和中指放前额上，将大拇指按压住右鼻孔，好！现在用左鼻孔吸气，用无名指移到左鼻孔，打开大拇指用右鼻孔呼气，再用右鼻孔吸气，同时大拇指按压住右鼻孔，打开左鼻孔呼气。左鼻孔吸气，好！打开右鼻孔呼气。右鼻孔吸气，左鼻孔呼气，左鼻孔吸气，右鼻孔呼气，再来右鼻孔吸气，左鼻孔呼气，好！随着控制呼吸，你变得很放松，非常放松，你体验到了这种放松，不知你学会了没有？如此作为一个循环，我们可以同时做 5 个，以 5 个为一组，我们可以增加到两组或者三组，也就是说我们可以重复这样的动作 10～25 个循环。

下面让我们再来复习一遍。请做好准备，用右手的食指和中指放前额下，将大拇指按压住右鼻孔，现在用左鼻孔吸气，将无名指移到左鼻孔，打开大拇指呼气。再用右鼻孔吸气，打开左鼻孔呼气。左鼻孔吸气，右鼻孔呼气，右鼻孔吸气，左鼻孔呼气，左鼻孔吸气，右鼻孔呼气，右鼻孔吸气，左鼻孔呼气，好！现在你的全身肌肉，你的全身心情都非常放松，你的确体验到了这种放松，放松让你很舒服。练习就到这里……

②呼吸放松—腹式呼吸。

放松训练指导语：请你用一个舒适的姿势半躺在椅子上，一只手放在腹部，另一只手放在胸部，注意先呼气，感觉肺部有足够的空间，来做后面的深呼吸，然后用鼻子吸气，保持 3 秒钟，心里默数：1-2-3，停顿 1 秒钟，再把气体缓缓地呼出，可以在心中默数：1-2-3-4-5，吸气时可以让空气进入腹部，感觉那只放在腹部的手向上推，而胸部只是在腹部隆起时跟着微微地隆起，要使你呼气的时间比吸气的时间长，好！让我们先来练习一下。请听我的指导语然后去做：深吸气，保持 1 秒钟，1-2-3，再呼气！1-2-3-4-5。深吸气，保持 1 秒钟，1-2-3，再呼出！1-2-3-4-5。再来！深吸气，保持 1 秒钟，1-2-3，再呼气！1-2-3-4-5。深吸气，保持 1 秒钟，1-2-3，再呼出！1-2-3-4-5。

当这样的呼吸节奏让你感到舒服的时候，可以进一步进行平稳的呼吸。要尽量做到深而大的呼吸，记得要用鼻子深吸气，直到不能吸为止，坚持 1 秒钟后，再缓缓地用嘴巴呼气，呼气的时候一定要把残留在肺里的气呼干净，同时头脑中可以想象，你所有的不快、烦恼、压力都随着每一次呼气将之慢慢地呼出了，好！我们再来练习几次。

下面请听我的指导语：

深吸气，保持 1 秒钟，1-2-3，再呼气！1-2-3-4-5，深吸气，保持 1 秒钟，1-2-3，再呼出！1-2-3-4-5。同时想象不快、烦恼、压力随着每一次的呼气将之慢慢地呼出了。好！继续这些缓慢的深呼吸练习，你可以感觉身体完全放松了。让我们最后再来练习一组：准备好，深吸气，保持 1 秒钟，1-2-3，再呼气！1-2-3-4-5。深吸气，保持 1 秒钟，1-2-3，再呼出！1-2-3-4-5。想象不快、烦恼、压力都随着每一次的呼气将之慢慢地呼出了。现在你的身体越来越放松，你的心情很平静，你已经学会了放松。

（2）肌肉放松法。

放松训练指导语如下：现在我们要做肌肉放松训练，学习这项放松训练可以帮助你完全的放松身体。首先，请把眼镜、手表、腰带等妨碍身体充分放松的物品摘下来，放在一边、可以把上衣的第一道扣子也解开。请你坐在软椅上，把头和肩都靠到椅背上，胳膊和手都放在扶手或自己的腿上。双脚平放在地上，脚尖略向外倾，闭上双眼，这时你很放松地坐在椅子上，感到非常舒服。在下列的步骤中，感到紧张时，请你再持续这种状态 5 秒钟，直到感觉紧张到达极点，当你要放松时，又一下子完全松弛下来，并且感觉有关部位的肌肉十分无力，注意一定要用心体验彻底放松后的一种快乐感觉。

现在，请跟着我的指示做。首先，请深呼吸三次，吸气—呼气—吸气—呼气—吸气—呼气，现在左手紧握拳，握紧，注意有什么样的感觉，好，现在放松。

现在，再次握紧你的左拳，体会一下你感到的紧张状态，然后放松，好！

听我的指令再来一次：握紧你的左手，现在放松，去想象紧张消失得无影无踪了，非常好。接下来的训练中，你都要感觉到肌肉的紧张，然后充分地放松，体会放松后的感觉。

现在，右手紧紧握拳，注意你的手臂、手和前臂的紧张状态，1-2-3-4，好！现在放松。

现在再一次握紧右拳，1-2-3-4，好！请放松。

现在左手握拳，左手臂弯曲，使二头肌拉紧，紧紧坚持着，1-2-3-4，好！现在放松。

现在右手握紧拳头，1-2-3-4，右手臂弯曲，使二头肌拉紧，坚持着，感觉这种紧张状态，好！现在放松。

现在请立即握紧双拳，双臂弯曲，使双臂处于紧张状态，保持这个姿势，体会一下现在的紧张，1-2-3-4，好！现在放松。

好，感觉血液流过肌肉，所有的紧张流出手指。好，把你的眉毛用力向上抬，紧张使你的前额起了皱纹，1-2-3-4，好！现在放松。

现在请皱眉头，眼睛紧闭使劲把你的眉毛往中间挤，感觉这种紧张通过额头和双眼，1-2-3-4，好！现在放松。

注意放松的感觉流过双眼。好，继续放松。

现在，嘴唇紧闭，抬高下巴，使颈部肌肉拉紧，用力咬牙，1-2-3-4，好！放松。

现在各个部位一起做，皱上额头，紧闭双眼，使劲咬上下颚，抬高下巴，拉紧肌肉，紧闭双唇，保持全身姿势，并且感觉紧张贯穿前额、双眼、上颌、下颌、颈部和嘴唇保持姿势，1-2-3-4，好！现在放松。

注意体会此时的感受，现在双肩外展扩胸，肩胛骨尽量靠拢，好像你的两个肩膀合到一起，1-2-3-4-5-6-7-8，好！放松。

现在尽可能使劲地向后收肩，一直感觉到后背肌肉被拉得很紧，特别是肩胛骨之间的地方，拉紧肌肉，保持姿势，1-2-3-4，好！现在放松。

现在，再一次把肩胛骨往内收，这一次腹部尽可能往里收，拉紧腹部肌肉，紧拉的感觉会贯穿全身，保持姿势，1-2-3-4，好！现在放松。

现在听我的指令，我们要做刚才所有肌肉系统的练习。首先，请深呼吸三次，吸气—呼气—吸气—呼气—吸气—呼气，好！准备好了吗？握紧双拳，双臂弯曲，把二头肌拉紧，紧皱眉头，紧闭双眼，咬紧上下颌，抬起下颌，紧闭双唇，双肩往内收，收腹并拉紧腹部肌肉，保持这个姿势，感觉到强烈的紧张感贯穿上腹各个部位，好！放松深呼吸一次，感到紧张消失，想象一下所有肌肉手臂、头部、肩部和腹部都放松，放松。

现在轮到腿部。伸直你的双腿，脚尖上翘，使小腿后面的肌肉拉紧，好！放松。

现在把左脚跟伸向椅子，努力向下压，抬高脚趾，使小腿和大腿都绷得很紧，抬起脚趾，使劲蹬后脚跟，保持，1-2-3-4，好！放松。

接着把右脚脚跟伸向椅子，努力向下压，抬高脚趾，使小腿和大腿都绷得很紧，抬起脚趾，使劲绷后脚跟，保持，1-2-3-4，好！放松。

好！我们一起来，双脚跟伸向椅子，努力向下压，抬高脚趾，使小腿和大腿都绷得很紧，抬起脚趾，使劲绷后脚跟，保持，1-2-3-4，好！放松。

好！现在，深呼吸三次，吸气—呼气—吸气—呼气—吸气—呼气，好！将前面所练习过的所有的肌肉都开始拉紧，左拳和一头肌，右拳和二头肌，前额、眼睛、颌部、颈肌、嘴唇、肩膀、腹部、右腿、左腿请保持这个姿势，1-2-3-4，好！现在放松。

深呼吸三次，吸气—呼气—吸气—呼气—吸气—呼气，好！我们从头到尾再做一次，左拳和二头肌，右拳和二头肌，前额、眼睛、颌部、颈肌、嘴唇、肩膀、腹部、右腿、左腿，保持这个姿势，1-2-3-4，好！现在放松。

体会全部紧张后又全部放松的感觉，现在进行正常呼吸，享受全身肌肉完全没有紧张的惬意之感，深呼吸三次，吸气—呼气—吸气—呼气—吸气—呼气，然后活动一下你的颈部、手腕，好！你已经完全学会了放松，慢慢睁开你的双眼……

（3）想象放松法。请求助者找出一个曾经经历过的、给自己带来最愉悦的感觉，有着美好回忆的场景，可以是海边、草原、高山等，用自己多个感觉通道（视觉、听觉、触觉、嗅觉、运动觉）去感觉、回忆。

4. 指导求助者用掌握的放松方法代替紧张焦虑

咨询师指导求助者当出现紧张焦虑等情绪困扰时，在已经掌握放松方法及要领，能够做到放松的基础上，随时用放松代替紧张焦虑，从而解决情绪困扰。

（三）使用放松训练的注意事项

第一，第一次放松训练，咨询师应给求助者示范，减轻求助者的焦虑，并能提供模仿的信息。

第二，放松训练中可以使用的放松方法有多种，可以单独使用，也可以联合使用，但一般以一两种为宜，不宜过多。

第三，请求助者注意，放松疗法的关键是放松，既强调身体、肌肉的放松，更强调精神、心理的放松，咨询师要帮助求助者体验身体放松后的感觉。

第四，求助者在练习放松时，应集中精力，全身心地投入，避免各种干扰，通过训练真正达到放松的效果。

第五，放松的引导语有录音和口头两种，在训练开始时，口头语引导更便于求助者接受和掌握。

第六，放松疗法对想象力强、容易受暗示的求助者效果较好，对独立性强而想象力差的求助者可能效果不显著，可以使用其他方法。

第七，让求助者领悟，放松训练最重要的目的是能在日常生活环境中可以随时做到随意的放松，并运用自如。

第五单元　简易行为矫治——阳性强化法

一、学习目标

理解阳性强化法的基础理论，掌握该方法的基本原理、操作方法，学会在咨询实践中使用。

二、工作程序

（一）阳性强化法的基本原理

阳性强化法的理论基础是行为主义理论，行为主义理论认为人及动物的行为是后天习得的，是行为结果被强化的结果。如果想建立或保持某种行为，可以对其行为进行阳性刺激，即奖励，通过奖励强化该行为，从而促进该行为的产生和出现的频率，行为得以产生或改变，这就是阳性强化法的基本原理。

阳性强化法是建立、训练某种良好行为的治疗技术或矫正方法，也称为"正强化法"或"积极强化法"。通过及时奖励目标行为，忽视或淡化异常行为，促进目标行为的产生。咨询中只要合理安排阳性强化的程序，求助者一般都可以慢慢地达到期望的目标，所以，这种方法适用于出现行为障碍、希望改变行为的求助者。

（二）阳性强化法的操作过程

1. 明确目标行为

在进行行为干预前，首先要了解求助者的基本情况，清楚问题形成的原因。然后确认求助者需干预的适应不良或异常行为的主要症状表现，即目标行为。所设定的目标行为应当是可以客观测量与分析并能够反复强化的。选定的目标行为越具体越好，如果目标行为不具体或缺乏评估手段与方法，将难以操作。例如，家长希望孩子养成爱看书的行为习惯，而孩子也愿意为之努力，则看书这一可观察、可评估的行为就成为目标行为。

2. 监控目标行为

详细观察和记录该目标行为发生的频率、强度、持续时间及制约因素，从而确定目标行为的基础水平。特别要注意目标行为的直接后果对不良行为所产生的强化作用。例如，孩子什么时间看书，看多长时间，哪些因素影响了看书等。

3. 设计干预方案，明确阳性强化物

与求助者一起设计干预方案或塑造新的行为方案，以取得求助者的积极配合。这时不但应确认需要被干预或塑造的行为，还应确认采用何种干预形式和方法，并且确定使用何种强化物，以达到确实有效的强化与干预的目的。同时还应该根据实际情况的变化，随时调整干预方案，最终使新的行为结果取代以往不良行为产生的直接后果。阳性强化物的标准是现实可行、可以达到的，对求助者有足够的吸引力，是其需要的、喜欢的、追求的、愿意接受的，这样才能对求助者有较强的强化作用，并且需要同时使用内、外强化物，按照一个渐进的强化时间表实施，才会促使求助者的行为朝着期望的方向发展。例如，可以与孩子商定，当看书这一目标行为出现时，给予何种奖励。

4. 实施强化

将行为与阳性强化物紧密结合，当求助者出现目标行为时立即给予强化，不能拖延时间，并向求助者讲清楚被强化的具体行为、目的、意义和方法，使求助者了解干预的目标，理解所用技术和方法的目的及意义，明确自己该怎么做，确立信心并主动配合。例如，当孩子出现看书这一行为时，应该对其进行阳性强化，给予奖励，实现看书的目标行为与阳性强化即奖励的结合，逐渐养成爱看书的行为习惯。

一旦目标行为按期望的频率多次发生，就应当逐渐消除具体的强化物，而继续采用社会性强化物或者间歇性强化的方法，以防出现对强化物脱敏的现象。

5. 追踪评估

随着行为干预的进展，应让求助者本人也掌握和使用干预方法，学会把干预情境下所获得的效果巩固下来，并在干预程序结束之后，进一步发挥求助者的主观能动性，使求助者主动地把疗效扩展到日常生活情境中去，进行周期性的评估。例如，孩子已经用阳性强化法使自己养成了爱看书的行为习惯，可以建立起信心，利用所学到的方法，举一反三，运用到其他需要改变的行为上去，从而改变不适行为，建立良好行为，获得心理成长。

（三）使用阳性强化法的注意事项

第一，目标行为单一具体，阳性强化法要改变的行为应该单一、具体，非常明确，保证强化物对该行为的强化。如果有多个目标行为要改变，需要一个一个地进行，不可同时展开。

第二，阳性强化应该适时、适当，对目标行为的阳性强化应该在行为出现时进行，不可提前或错后。对目标行为的强化也要强度适当，过大可能造成动机过强，或缺乏后期的强化，过小则无法达到刺激的强度，可能使阳性强化无效。

第三，随着时间的延长，强化物可以逐渐由物质刺激变为精神奖励，待目标行为固化为习惯后，最终可以撤销强化物。

三、相关知识

（一）行为疗法基础理论

行为疗法又称"行为矫正疗法"或"行为治疗"，是通过学习和训练矫正行为障碍的一种心理治疗方法。它兴起于20世纪50年代末，是继精神分析之后重要的心理治疗方法之一。代表人物有著名生理学家巴甫洛夫（I.P.Palvlov）、华生（J.B.Watson）、桑代克（E.L.Thorndike）和斯金纳（B.F.Skinner），艾森克（H.J.Eysenck），沃尔普（J.Wolpe）和拉扎洛斯（Lazarus）以及班都拉（A.Bandura）和贝克（A.T.Beck）等人。

行为疗法是在心理学实验的基础上建立和发展起来的，也就是在遵循科学的前提下，根据经典条件反射、操作性条件反射、学习理论和强化学说等原理，采用程序化的操作程序，帮助求助者消除不良行为，建立新的适应行为。其理论基础主要有巴甫洛夫的经典条件反射理论、桑代克和斯金纳等人的操作条件反射强化学说、班杜拉的模仿学习理论。行为疗法的理论认为，求助者的各种症状都是个体在生活中通过学习而形成并固定下来的。因此，在治疗过程中可以设计某些特殊情境和专门程序，使求助者逐步消除非适应性或不良行为，并经过新的学习训练形成适宜的行为反应（钱铭怡，2002）。可见，它把着眼点放在当前可观察的非适应性行为上，相信只要"行为"改变，所谓"态度"及"情感"也就会相应改变，不关心求助者的"潜意识"或"内在精神的症结"，也不管问题症状的变化状况和因果关系。相对而言，它更关心的是所设立的特定干预目标。

行为疗法最初是华生等人通过实验使儿童在经典条件反射的基础上形成对特定动物的恐惧，继而又帮助其对动物恐惧脱敏发展起来的。后来沃尔普在实验后联想到人类的一些神经症症状，如对某些具体事物、情境的恐惧症，也可以通过类似方法予以消除，于是将条件反射的方法与杰克布逊倡导的逐步肌肉放松技术相结合，创建了第一个系统的行为治疗模式，称为交互抑制的系统脱敏法。

随着斯金纳的操作条件反射理论应用在咨询与治疗中，斯金纳曾把它应用于个体治疗和集体治疗。

由实验室中发现的学习原则发展而来的行为治疗技术，在多拉德和米勒的《人格与心理治疗》（1950）一书以及邬尔曼和克雷斯纳的《行为矫正中的一个案例》一书中得到了很好的总结。前者将精神分析的理论和实践转换成行为主义的术语，并为行为主义者进入心理治疗领域奠定了基础；后者则把以前只在精神病院中实施并且只有几个行为主义者了解的各种行为技术带入了心理学领域。而且邬尔曼和克雷斯纳在他们的序言中明确指出了与医学和疾病模型不同的心理学理论和模型。

纯粹的行为技术在登上心理治疗的舞台时曾希望能包治百病，但是，仅仅采用经典条件反射或操作条件反射技术并不能解决所有的心理问题。而且，即使是沃尔普的系统脱敏程序也不是纯粹的行为技术，它也要求求助者通过思维过程去认识引起焦虑的刺激。因此，作为中介变量的认知概念开始引起人们的注意。

随着认知心理学的发展，部分认知技术开始被逐渐引入到行为治疗当中。到了20世纪70年代，埃利斯、拉扎洛斯、贝克以及梅肯鲍姆等理论家吸收了行为技术以及埃利斯的合理情绪疗法中的成分，提出了认知行为治疗程序。到了80年代，它的适用范围已大大拓宽，甚至超过了行为治疗和合理情绪疗法本身。

认知行为疗法是根据认知和行为的理论假设，通过认知和行为技术来改变求助者不良的思维或信念和行为，从而达到消除不良情绪、矫正非适应性行为的心理治疗方法。它代表了两种不同治疗思想的融合，其着眼点主要放在求助者非功能性的认知问题上，是希望通过改变求助者对自己、他人或事物的看法与态度来改变并改善所困扰的心理问题。其中求助者希望发生改变的意愿、练习和达到的目标，是干预或治疗成败的关键。

（二）行为矫正的常用方法

在行为治疗中，常用的方法有以下四种，即增强法、惩罚法、消退法和代币管制法。

1. 增强法

增强法有两种方式：正强化和负强化。所谓正强化是指给予正性强化物（即人所喜欢的刺激），负强化是指撤销惩罚物（即人厌恶的刺激），两者都可用来鼓励求助者产生受欢迎的行为和抑制不受欢迎的行为。比如，要鼓励学生上课专心听讲，可给予奖励物，这就是正强化；如果学生因上课玩东西就要受到惩罚，一旦老师发现孩子已经改正并专心听讲了，就可以通过撤销惩罚来强化孩子变好，这就是负强化。

2. 惩罚法

惩罚的方法也有两种方式：一是给予个体不喜欢的强化物或厌恶刺激，二是撤销个体还在享用的正性强化物。两种方式都可用来抑制或阻断不受欢迎的行为。具体而言，常用的惩罚方法有以下两种：

一般性惩罚包括给予批评、罚款、劳动改造等。

特殊性惩罚包括束缚身体、隔离、厌恶疗法等。其中厌恶疗法包括给予电击、催吐剂等。这是很有争议的技术，批评者认为这些方法缺乏人道，通常只有在特殊情况下才采用。还有一种比较特殊却比较柔和的厌恶技术，即饱和策略。其做法是咨询师主动提供大量的求助者所追求的目的物，让求助者享受到极限之后，产生生理上的不适，进而解除求助者的不适当要求，或减弱不良反应。例如，要矫正儿童乱撕扯衣服的不良习惯，咨询师可以向儿童提供大量的破旧衣服，并督促他反复去撕扯，即使儿童感到很累了，也要让他继续撕，直到他感到厌恶并要求咨询师把衣服拿走为止。

3. 消退法

消退法是指对不良行为不予注意，不给予强化，使之渐趋削弱直到消失。例如，小孩因为某种原因而无理取闹，借哭闹的方式来引起大人的注意，达到自己的目的。这时，父母的劝说或打骂都可能成为孩子继续哭闹的强化因素。因此，父母不予注意、不予理睬，孩子的无理取闹行为就可能慢慢减弱，最后消失。

4. 代币管制法

代币管制法是一种利用强化原理促进更多的适应性行为出现的方法。代币是指可以在某一范围内兑换物品的证券，其形式有小红旗、小铁牌、小票券等。求助者可以用这些证券换取自己所需的物品。我国许多精神病院已经采用这种方法管理精神病患者，使其不良行为减少、生活秩序好转、恢复社会功能。这一方法也可用于培养儿童的适应性行为。

（三）建立新行为的常用技术

1. 行为塑造技术

（1）行为塑造技术的界定与应用。行为塑造是通过强化手段，矫正人的行为，使之逐步接近某种适应性行为模式的强化治疗技术。在行为塑造过程中，多采用正强化的手段，即一旦所需的行为出现，就立即给予强化，这是行为疗法最常用的技术之一。行为塑造技术可用于许多行为领域。例如，学生学习社交行为和运动行为，尤其在用于单一行为方式的建立时，则更为有效。

（2）使用行为塑造技术时的注意点如下：

①可利用的反应类型和持续时间等变量。即观察需要帮助的对象，弄清他的什么反应最经常出现，其前因和后果是什么。

②根据观察到的资料，考虑需要塑造的最终目标行为，是否能从求助者已有的行为反应中衍生出来，如果可行，便要考虑朝向最终目标的第一步应该是什么。

③确定达到第一步的评估标准。在确定标准时，可以将行为反应分为两类：通过的和没有通过的。

④改变环境条件，造成求助者有表现被期望反应的最大可能性。如果被期望的反应涉及其他人员，在进行行为塑造时应该有他们在场。

⑤使用对求助者而言最强有力的刺激物。强化那些通过的行为反应，不强化那些没有通过的行为反应。使用的强化物对求助者来说，应该是最强有力的。

⑥不断改变中间过程的行为目标，使其接近最终的行为目标。但如果一个中间行为目标经过反复强化却总也不能通过标准，就应考虑适当降低或修改这个中间行为目标。

⑦在行为塑造过程中应重视使用言语、体态和手势等进行指导，以加速学习的进程。

2. 行为渐隐技术

在瞬息万变的环境中，个体要想适当地调整自己的行为，就需要迅速而准确地抓住那些在此时此刻什么是适当行为的环境线索。例如：在社交场合中，有许多约定俗成的微妙线索指示着行动，对年长的、年幼的亲属，同性的、异性的朋友，领导及陌生人，都要求采用相应不同的交往方式。有些人由于不能准确抓住这些线索，产生刺激识别缺陷，最终导致行为障碍，或做出了与环境不相适应的举止，或对错误信息线索做出了反应。渐隐技术就是通过利用明显刺激（线索）改变非适应性行为，建立新的适应性行为的方法。

渐隐技术先利用明显线索帮助形成正确的反应，然后逐渐消退这些线索，使它们达到与自然环境相同的水平，再让行为者利用这些自然线索做出正确的反应。

（四）阳性强化法的应用

阳性强化法使用阳性强化来调节或塑造求助者的新行为，可用于矫正神经性厌食、偏食，降低焦虑，治疗性变态，矫正儿童的多动、遗尿、孤独和学习困难等以及成年人的不良行为等。

第六单元 合理（理性）情绪疗法

一、学习目标

理解合理（理性）情绪疗法的基本原理，掌握该疗法的操作方法，并能在咨询案例中熟练应用。

二、工作程序

合理情绪疗法（Rational Emotive Therapy，简称 RET，也称"理性情绪疗法"）是帮助求助者解决因不合理信念产生的情绪困扰的一种心理治疗方法，属于认知行为疗法。

（一）合理情绪疗法的基本原理

合理情绪疗法由美国著名心理学家埃利斯（A.Ellis）于 20 世纪 50 年代创立，其理论认为引起人们情绪困扰的并不是外界发生的事件，而是人们对事件的态度、看法、评价等认知内容，因此要改变情绪困扰不是致力于改变外界事件，而是应该改变认知，通过改变认知，进而改变情绪。他认为外界事件为 A，人们的认知为 B，情绪和行为反应为 C，因此其核心理论又称 ABC 理论。

（二）合理情绪疗法的操作过程

1. 心理诊断阶段，明确求助者的 ABC

在这一阶段，咨询师的主要任务是根据 ABC 理论对求助者的问题进行初步分析和诊断，通过与求助者交谈，找出他情绪困扰和行为不适的具体表现（C）以及与这些反应相对应的诱发性事件（A），并对两者之间的不合理信念（B）进行初步分析。这实际上就是一个寻找求助者问题 ABC 的过程。

其中，求助者遇到的事件 A、情绪及行为反应 C 是比较容易发现的，而求助者的不合理信念 B 则难以发现。求助者不合理信念的主要特征是绝对化的要求、过分概括化以及糟糕至极等。绝对化的要求是指个体以自己的意愿为出发点，认为某一事物必定会发生或不会发生的信念。因此，当某些事物的发生与其对事物的绝对化要求相悖时，个体就会感到难以接受和适应，从而极易陷入情绪困扰之中。过分概括化是一种以偏概全的不合理的思维方式，就好像是以一本书的封面来判定它的好坏一样。它是个体对自己或别人不合理的评价，其典型特征是以某一件或某几件事来评价自身或他人的整体价值。糟糕至极是一种把事物的可能后果想象、推论到非常可怕、非常糟糕甚至是灾难结果的非理性信念。当人们坚持这样的观念，遇到他认为糟糕透顶的事情发生时，就会陷入极度的负性情绪体验中。咨询师可以根据上述特征，寻找、发现、准确把握求助者的不合理信念。

在诊断阶段，咨询师还应注意求助者次级症状的存在，即求助者的问题可能不是简单地表现为一个ABC，有些求助者的问题可能很多，一个问题套着其他几个问题。例如有一位大学生，在一次考试不及格（A1）后变得很沮丧（C1），其不合理信念可能是"我应该是个出色的好学生，这次不及格真是太糟糕了"（B1）。但是他的不良情绪（C1）很可能会成为新的诱发事件（A2），引起另一种不合理信念"我必须是个永远快乐的人，而绝不应该像现在这样忧心忡忡"（B2），从而导致更为不良的情绪反应（C2）。因此，咨询师要分清主次，找出求助者最希望解决的问题。在此基础上，还要和求助者共同协商制定咨询目标。这种目标一般包括了情绪和行为两方面的内容，通常要通过治疗使情绪困扰和行为障碍得以减轻或消除（陈仲庚，1990）。

最后，咨询师还应向求助者解说合理情绪疗法关于情绪的ABC理论，使求助者能够接受这种理论及其对自己问题的解释：咨询师要使求助者认识到A、B、C之间的关系，并使他能结合自己的问题予以初步分析。虽然这一工作并不一定要涉及求助者具体的不合理信念，但它却是以后几个咨询阶段的基础。如果求助者不相信自己问题的根源在于对事物的看法和信念，那么以后的咨询都将难以进行。在这一阶段，咨询师应注意把咨询重心放在求助者目前的问题上，如果过于关注求助者过去的经历，可能会阻碍合理情绪疗法的进行。

2. 领悟阶段

咨询师在这一阶段的主要任务是帮助求助者领悟合理情绪疗法的原理，使求助者真正理解并认识到：

第一，引起自己情绪困扰的并不是外界发生的事件，而是自己对事件的态度、看法、评价等认知内容，是信念引起了情绪及行为后果，而不是诱发事件本身。

第二，要改变情绪困扰不是致力于改变外界事件，而是应该改变认知。通过改变认知，进而改变情绪。只有改变了不合理信念，才能减轻或消除自己目前存在的各种症状。

第三，求助者可能认为情绪困扰的原因与自己无关，咨询师应该帮助求助者理解领悟，引起情绪困扰的认知恰恰是求助者自己的认知，因此情绪困扰的原因与求助者自己有关，因此他们应对自己的情绪和行为反应负有责任。

咨询师在这一阶段的任务和前一阶段没有严格区别，只是在寻找和确认求助者不合理信念上更加深入。而且通过对理论的进一步解说和证明，使求助者在更深的层次上领悟到他的情绪问题不是由于外界事件产生的，而是他现在所持有的不合理信念造成的，因此他应该对自己的问题负责。这一阶段的工作可分为以下两个方面：

首先，咨询师要进一步明确求助者的不合理信念。这并不是一项简单的工作，因为不合理信念并不是独立存在的，它们常常和合理的信念混在一起而不易被察觉。例如，被人嘲笑或指责是一件不愉快的事情，谁也不希望它发生，这是一种合理的想法，由此产生的不愉快情绪也是适当的。但同时另外一些信念如"每个人都应该喜欢我，同意我所做的一切，否则我就受不了"也可能源于其中，这是不合理的观念，它会导致不良的负性情绪反应。因此，咨询师要对求助者所持有的合理与不合理的信念加以区分。

其次，在确认不合理信念时，咨询师应注意把它同求助者对问题的表面看法区分开来。例如有一位母亲，常因儿子不爱学习、调皮等行为而生气，有人可能认为"儿子不听我的话"是导致她生气、愤怒等情绪的信念。但实际上，这只是停留于表面的想法。真正不合理的观念可能是"儿子就应该好好学习，必须听我的话"等一类绝对化的要求。因此，在寻找求助者的不合理信念时。一定要抓住典型特征，即绝对化的要求、过分概括和糟糕至极，并把它们与求助者负性的情绪和行为反应联系起来。

这一阶段另一方面的工作是使求助者进一步对自己的问题以及所存在的问题与自身不合理信念关系的领悟。仅凭空洞的理论性解说难以使求助者实现真正的领悟，咨询师应结合具体实例，从具体到一般，从感性到理性，反复向求助者分析说明，促进领悟。在进行这一步工作时，咨询师不能急于求成。有时求助者表面上接受了ABC理论，也好像达到了一种领悟，但这很可能是一种假象，因为这可能是求助者希望自己的问题得到及时解决，于是他们或多或少地存在讨好咨询师的心理，希望尽快得到一副"灵丹妙药"。这表明他们仍没有认识到自己应对问题负责任，仍希望依靠外部力量解决问题。要检验求助者是否真正达到领悟，咨询师可以引导求助者分析自己的问题，举一些例子来说明自己问题的根源。

上面所说的求助者对自己的问题难以领悟的情况，实际上是在合理情绪疗法中经常会遇到的阻抗，这种阻抗还可能表现在其他方面，从而使咨询师感到咨询停滞不前，陷入僵化的局面。造成这一类阻抗的原因可能来自咨询师和求助者两个方面。一方面，对于咨询师来说，如果对求助者的问题假定太多，没有抓住核心问题，或者自己讲得太多，使求助者陷于被动，这都会造成咨询中的阻抗；另一方面，求助者过分关注自己的情绪或诱发事件，没有意识到现在能做些什么或觉得自己没有能力改变现状，这也是使咨询受阻的主要原因。因此，咨询师应特别注意这些阻碍咨询进行的因素，对其自身的问题努力加以克服，对求助者加以引导，使其从情绪困扰和过去经历的体验中摆脱出来，正视造成这些问题的不合理信念。

3.修通阶段

这一阶段是合理情绪疗法中最主要的阶段。所谓修通，就是咨询师运用多种技术，使求助者修正或放弃原有的非理性信念，并代之以合理的信念，从而使情绪症状得以减轻或消除。

"修通"这一术语与精神分析治疗中的"修通"名称相同，但却有不同的含义。在合理情绪疗法中，"修通"不是通过精神分析治疗的常用技术，如情绪宣泄、对梦和躯体症状所做的工作等来实现咨询目标。合理情绪疗法不鼓励情绪宣泄，认为这反而会强化求助者的问题，使其陷入自己的情绪困扰中而不能正视自己的问题，并且合理情绪疗法也把与求助者过去经验的联系限制在一定范围内，而不去追究这些经验对他目前的影响。

前面两个阶段的工作是解说和分析，这一阶段的工作是咨询师应用各种方法与技术，以修正、改变求助者不合理的信念为中心展开工作，这是整个合理情绪疗法的核心内容。下面介绍常用的几个方法。

（1）与不合理信念辩论。改变求助者不合理的信念，可以通过与求助者辩论的方法进行。这种辩论的方法是指从科学、理性的角度对求助者持有的关于他们自己、他人及周围世界的不合理信念和假设进行挑战和质疑，以改变他们的这些信念（Ellis，1970）。辩论是合理情绪疗法中最常用、最具特色的方法，它来源于古希腊哲学家苏格拉底的辩证法，即所谓"产婆术式"的辩论技术。苏格拉底的方法是先让你说出你的观点，然后依照你的观点进行推理，最后引出你的观点中存在的谬误之处，从而使你认识到自己先前认知中不合理的地方，并主动加以矫正。

这种方法主要是通过咨询师积极主动的提问来进行的，咨询师的提问具有明显的挑战性和质疑性的特点，其内容紧紧围绕着求助者信念中非理性的成分。例如，针对求助者不合理信念中绝对化要求的观念，咨询师可以直接提出以下问题："有什么证据表明你必须获得成功（或得到别人的赞赏）""别人有什么理由必须友好地对待你""事情为什么必须按照你的意志来发展，如果不是这样，那又会怎样"等；对于求助者不合理信念中以偏概全的观念，相应的提问可以是："你怎么才能证明你（或别人）是个一无是处的人""毫无价值的含义到底是什么""如果你在这一件事情上失败了，就认为自己是个毫无价值的人，那么你以前许多成功的经历表明你是个什么样的人""你能否保证每个人在每件事情上都不出差错，如果他们做不到这一点，那么又有什么理由表明他们就不可救药了"等；针对求助者不合理信念中糟糕至极的观念，对应的问题可以是："这件事到底糟糕到什么程度你能否拿出一个客观数据来说明""如果这件可怕的事发生了，世界会因此而灭亡吗？你会因此而死去吗""如果你认为这件事是糟糕至极的话，我可以举出比这还要糟糕十倍的事，你若遇到这些事情，你又会怎样""你怎么证明你真的受不了啦"等。

在上述辩论过程中，当涉及求助者对周围的人或环境的那些不合理信念时，咨询师可运用"黄金规则"来反驳求助者对别人或周围环境的绝对化要求。所谓"黄金规则"，是指"像你希望别人如何对待你那样去对待别人"，这是一种理性观念。可以理解为：你希望别人对你好，你就对别人好；你希望你有困难时别人帮助你，在别人有困难时你去帮助别人。某些求助者常常错误地运用这一定律，他们的观念是一些不合理的、绝对化的要求。如"我对别人怎样，别人必须对我怎样"或"别人必须喜欢我，接受我"等，而他们自己却做不到"必须喜欢别人"。因此，当这类绝对化的要求难以实现时，他常常会对别人产生愤怒和敌意情绪。这实际上已经违背了黄金规则，构成了"反黄金规则"。因此，一旦求助者接受了黄金规则，他们很快就会发现自己对别人或环境的绝对化要求是不合理的。

一般来讲，求助者并不会简单地放弃自己的信念，他们会寻找各种理由为它们辩解。这就需要咨询师时刻保持清醒、客观、理智的头脑，根据求助者的回答一环扣一环，紧紧抓住求助者回答中的非理性内容，通过不断重复的辩论，使其感到为自己信念的辩护变得理屈词穷。但是，咨询师还不能满足于此，因为他的角色不仅是个辩论者，也是一个权威的信息提供者和合理生活的指导者。这就是说，通过辩论，不仅要使求助者认识到他所持有的信念是不合理的，也要使他分清什么是合理信念，什么是不合理信念，并帮助他学会以合理的信念代替那些不合理的信念。当求助者对这些信念有了一定认识后，咨询师要及时给予肯定和鼓励，使他认识到即使某些不希望发生的事真的发生了，他也能以合理的信念来面对这些现实。

应当注意的是，各种阻抗也会在辩论中产生，使辩论显得难以取得进展或没有效果。出现阻抗的原因也在于咨询师和求助者两个方面。首先，如果咨询师在辩论时没有结合对方的具体问题，或没有抓住问题的核心，甚至是为博得求助者的好感而不直接提出他的非理性之处，或提的问题过于婉转和含蓄，那么就会使辩论停留于表面形式。因此，咨询师一定要对辩论的问题有明确的目标，并做到有的放矢。同时，一定要保持客观化的身份，对求助者的不合理信念应针锋相对，不留情面，而不要因害怕遭到对方拒绝而姑息迁就。

　　阻抗产生的另一原因在求助者本身。主要表现为他对咨询师的辩论和质疑会存有顾虑："如果我改变了那么多，那么我就不是我了"或"如果我改变了那些必须、应该的要求，我就会变得平庸，也就没有前进的动力了"。针对这种情况，咨询师应向求助者指出，改变他的不合理信念并不是要消除他的成就动机，每个人都有获得成功的愿望，但如果要求自己必须或应该成功，这就是一个不容易实现的目标，而合理的想法则会使目标更易实现。

　　与求助者的不合理信念进行辩论是一种主动性和指导性很强的认知改变技术，它不仅要求咨询师对求助者所持有的不合理信念主动发问和质疑，也要求咨询师指导或引导求助者对这些不合理信念进行积极主动的思考，促使他们对自己身上存在的问题深有感触，这样辩论的结果会比求助者只是被动地接受咨询师的说教更有成效。

　　"产婆术式"辩论的基本思路是从求助者的信念出发进行推论，在推论过程中会因不合理信念而出现谬论，求助者必然要进行修改，经过多次修改，求助者持有的将是合理的信念，而合理的信念不使人产生负性情绪，求助者将摆脱情绪困扰。

　　产婆术式辩论有其基本形式，一般从"按你所说……"推论"因此……"再推论到"因此……"即所谓的"三段式"推论，直至产生谬误，形成矛盾。咨询师利用矛盾进行面质，使求助者不得不承认其中的矛盾，迫使求助者改变不合理信念，最终建立合理信念。

　　（2）合理情绪想象技术。求助者的情绪困扰，有时就是他自己向自己传播的烦恼，例如，他经常给自己灌输不合理信念，在头脑中夸张地想象各种失败的情境，从而产生不适当的情绪体验和行为反应。合理情绪想象技术就是帮助求助者停止传播不合理信念的方法，其具体步骤可以分为三步：首先使求助者想象进入产生过不适当的情绪反应或自感最受不了的情境之中，让他体验强烈的负性情绪反应。然后帮助求助者改变这种不适当的情绪体验，并使他能体验到适度的情绪反应，这常常是通过改变求助者对自己情绪体验的不正确认识来进行的。最后是停止想象。让求助者讲述他是怎样想的，自己的情绪有哪些变化，是如何变化的，改变了哪些观念，学到了哪些观念。对求助者情绪和观念的积极转变，咨询师应及时给予强化，以巩固他所获得的新的情绪反应（钱铭怡，1990）。

　　上面的过程是通过想象一个不希望发生的情境来进行的。除此之外，还有另一种更积极的方法，即让求助者想象一个情境，在这一情境之下，求助者可以按自己所希望的去感觉和行动。通过这种方法，帮助他拥有积极的情绪和目标。

　　（3）家庭作业。认知性的家庭作业也是合理情绪疗法常用的方法。它实际上是在咨询师与求助者之间的一次咨询性辩论结束后的延伸，即让求助者自己与自己的不合理信念进行辩论，主要有以下两种形式：RET 自助表（RET，Self-Help Form）和合理自我分析报告（Rational Self-Analysis，简称 RSA）。

RET 自助表是先让求助者写出事件 A 和结果 C，然后从表中已列出的十几种常见的不合理信念中找出符合自己情况的 B，或写出表中未列出的其他不合理信念。之后要求求助者对 B 逐一进行分析，并找出可以代替那些 B 的合理信念，填在相应的栏目中。最后一项，求助者要填写出他所获得的新的情绪和行为。完成 RET 自助表实际上就是一个求助者自己进行合理情绪疗法的过程。

合理自我分析（RSA）和 RET 自助表基本上类似，也是要求求助者以报告的形式写出其 ABCDE 各项，只不过它不像 RET 自助表那样有严格规范的步骤，但报告的重点要以 D 即与不合理信念的辩论为主。

除认知性的家庭作业外，合理情绪疗法还包括许多其他形式的家庭作业，如情绪或行为方面的家庭作业形式，要求求助者在咨询师的指导下自己练习，并对自己每天的情绪和行为表现加以记录。对那些积极的、适应的情绪和行为，求助者要及时予以自我奖励。

（4）其他方法。合理情绪疗法虽然是一种高度认知取向的治疗方法，但是也强调认知、情绪和行为三方面的整合，因此在合理情绪疗法中也会经常见到一些情绪与行为方面的治疗方法和技术。

前面提到的合理情绪想象技术是一种情绪控制的方法。除此之外，在情绪方面经常使用的方法还包括对求助者完全的接受和容忍。这表现为不论求助者的情绪和行为表现是多么荒谬和不合理，咨询师也要理解和接受他们，承认并尊重他们作为一个人的存在，而不是厌恶或排斥他们；咨询师还要鼓励求助者自我接受，即在接受自己好的方面的同时，也要接受自己不好的方面。当然，这种接受并不是指咨询师可以宽容或姑息求助者不合理的情绪和行为表现，它只表明对求助者作为可能犯错误的人类一员的尊重。合理情绪疗法虽然同求助者中心疗法有很大区别，但在对求助者无条件接受方面，两者的观点是一致的。

除情绪的方法之外，合理情绪疗法也接受了许多社会学理论的观点，并在治疗中应用一些行为技术，但这些技术并不仅仅是针对求助者表面症状，其目的是进一步根除不合理信念，建立以合理观念和情绪稳定性为主的行为。自我管理程序是常用的方法之一，这是根据操作条件反射的原理，要求求助者运用自我奖励和自我惩罚的方法来改变其不良行为方式。

另一种方法被称为"停留于此"，即鼓励求助者待在某个不希望的情境中，以对抗逃避行为和糟糕至极的想法。这些方法可以用家庭作业的方式进行，目的是让求助者有机会冒险做新的尝试，并根据行为学习原理来改善不良的行为习惯，从而彻底改变求助者的不合理信念。此外，合理情绪疗法中的行为技术还包括放松训练、系统脱敏等。

4.再教育阶段

咨询师在这一阶段的主要任务是巩固前几个阶段治疗所取得的效果，帮助求助者进一步摆脱原有的不合理信念及思维方式，使新的观念得以强化，从而使求助者在咨询结束之后仍能用学到的思维方式、合理信念等应对生活中遇到的问题，以更好地适应现实生活。

在这一阶段，咨询师可采用的方法和技术与前几个阶段的相同，如继续使用与不合理信念辩论的技术，合理情绪想象的方法以及各种认知、情绪和行为方面的家庭作业。除此之外，咨询师还可应用技能训练，使求助者学会更多的技能，提高他应对各种问题的能力，这也有助于改变他们那些不合理的信念，强化新的、合理的信念。这类训练具体包括自信训练、放松训练、问题解决训练和社交技能训练。前两种训练主要是为了提高求助者应对焦虑性情绪反应的能力；后两种则主要帮助求助者提高寻求问题解决的最"优"方法的能力以及社会交往的能力。

此阶段治疗的主要目的是重建，即帮助求助者在认知方式、思维过程以及情绪和行为表现等方面重新建立起新的反应模式，减少以后生活中出现的情绪困扰和不良行为倾向。

（三）使用合理情绪疗法的注意事项

与其他心理咨询方法一样，合理情绪疗法也有其自身的局限性。

首先，合理情绪疗法假定人有一种生物的倾向性，倾向于用不合理的思维方式进行思维，这是需要人用毕生的努力去减少或克服的。因此，对于那些有严重的情绪和行为障碍的求助者，合理情绪疗法认为这些人虽有可能解决情绪困扰，减少他们自我困扰的倾向性，但不会达到不再有不合理信念的程度。

其次，合理情绪疗法是一种着重认知取向的方法，因此它对那些年纪较轻、智力和文化水平较高、领悟力较强的求助者更有效果。但这也同时意味着对那些在咨询中拒绝改变自己的信念或过分偏执以及领悟困难的求助者，可能难以奏效。此外，合理情绪疗法对于自闭症、急性精神分裂症等病症的人所能提供的帮助也是有限的。

最后，利用合理情绪疗法能否得到比较满意的效果，也与咨询师本身有关。因为他们也可能存有这样或那样的不合理信念，有时候会阻碍咨询取得成功。因此，咨询师也要不断与自己的不合理信念进行辩论，尽量减少非理性成分。

三、相关知识

合理情绪疗法（Rational Emotion Therapy，简称 RET）是美国著名心理学家埃利斯（A.Ellis）于 20 世纪 50 年代首创的一种心理治疗理论和方法，它在许多著作中也被译作"理性情绪疗法"。顾名思义，这种方法旨在通过纯理性分析和逻辑思辨的途径，改变求助者的非理性信念，以帮助他解决情绪和行为上的问题。这种理论强调情绪来源于个体的想法和观念，个体可以通过改变这些因素来改变情绪。该理论认为，使人们难过和痛苦的不是事件本身，而是对事情不正确的解释和评价。事情本身无所谓好坏，但当人们赋予它自己的偏好、欲望和评价时，便有可能产生各种无谓的烦恼和困扰。如果某个人有正确的信念，他就可能愉快地生活，否则，错误的思想及与现实不符的看法就容易使人产生情绪困扰。因此，只有通过理性分析和逻辑思辨，改变造成求助者情绪困扰的不合理信念，并建立起合理的、正确的理性信念，才能帮助求助者克服自身的情绪问题，以合理的人生观来创造生活，并以此来维护心理健康，促进人格的全面发展。

合理情绪疗法的理论观点与认知疗法的理论思想是一致的。有些人也常把前者作为后者的一种，只不过合理情绪疗法在对不合理信念的描述和纠正等方面更有自己的特色。在心理咨询领域中，埃利斯所创立的合理情绪疗法与罗杰斯的求助者中心疗法以及皮尔斯的完形疗法已成为近年来颇受欢迎的心理咨询理论和方法。

ABC 或 ABCDE 理论是合理情绪疗法的核心理论，它是埃利斯关于非理性思维导致情绪障碍和神经症的主要理论，其主要观点是强调情绪或不良行为并非由外部诱发事件本身所引起，而是由于个体对这些事件的评价和解释造成的。埃利斯常借用古希腊哲学家埃皮克迪特斯（Epictetus）的一句名言来阐述自己的观点："人不是被事情本身所困扰，而是被其对事情的看法所困扰。"

在 ABC 或 ABCDE 理论中，A（Activating event）代表诱发事件；B（Beliefs）代表个体对这一事件的看法、解释及评价即信念；C（Consequences）代表继这一事件后，个体的情绪反应和行为结果；D（Disputing）指对个体的不合理信念进行辩论；E（Effecting）指咨询的效果。一般情况下，人们都认为是外部诱发事件 A 直接引起了情绪和行为反应的结果 C，这种看法与行为主义的经验公式 S-R 所描述的刺激与反应之间的关系是一致的。但合理情绪疗法认为 A 并不是引起 C 的直接原因，继 A 发生之后，个体会对 A 产生某种看法，做出某种解释和评价，从而产生关于 A 的某些观念，即虽然这一过程因自动化而经常不被人所意识，但正是由这个过程所产生的 B，才是引起情绪和行为反应的直接原因。换句话说，抑郁、焦虑、沮丧等情绪结果

C 并不是由所发生的事件 A 直接引起的，而是由想法 B 所产生。这种观点在某种程度上与新行为主义提出 S-O-R 公式是一致的。只不过 A 已不再仅指外部刺激 S，而是指现实世界中任何有刺激作用的成分，包括某些认知性事件和来自身体内部的感觉；B 也不只代表机体状态 O，而是更明确地代表了机体关于 A 的信念。

对于同一个诱发事件，不同的观念可以导致不同的结果。如果 B 是合理的、现实的，那么由此产生的 C 也就是适应的；若 B 是不合理的，就会产生情绪困扰和不适应的行为。ABC 理论认为个体的认知系统对事物产生的不合理、不现实的信念是导致其情绪障碍和神经症的根本原因。

合理情绪疗法认为，情绪在本质上就是一种态度、价值观念，也是一种认知过程。一个人的情绪不但起源于这些信念，而且也会因为这些信念的稳定存在而持续下去。所以人们可以通过改变自己的想法和观念（B）来改变、控制其情绪和行为结果（C），这是咨询实践的核心，其中所用的重要方法是对不合理信念加以驳斥和辩论（D），使之转变为合理的信念，最终达到新的情绪及行为的治疗效果（E）。这样，原来的 ABC 理论就可以进一步扩展为 A-B-C-D-E 的治疗模型。

合理情绪疗法理论强调情绪困扰和不良行为都来源于个体的非理性信念，咨询的重点在于改变这些信念。那么这些信念都包含哪些内容呢？为什么说它们不合理？它们又有什么样的特征呢？默兹比（Maultsby，1975）提出了区分合理与不合理信念的 5 条标准（见表 2-1）。

表2-1 区分合理与不合理信念的标准

序号	合理信念	不合理信念
①	大都是基于一些已知的客观事实	包含更多的主观臆测成分
②	能使人保护自己，努力使自己生活愉快	使人产生情绪困扰
③	能使人更快地达到自己的目标	使人难以达到现实的目标而苦恼
④	会使人不介入他人的麻烦	主动介入他人的麻烦
⑤	能使人阻止或很快消除情绪困扰	长时间无法消除或减轻情绪困扰，造成不适当的反应

埃利斯通过临床观察，总结出日常生活中常见的产生情绪困扰甚至导致神经症的 11 类不合理信念，并分别对其不合理性做了分析（Ellis，1967，1973），现分述如下（见表 2-2）。

表2-2　Ellis总结的11类不合理信念及相应的分析

序号	不合理信念	分析
①	每个人必须要获得周围环境尤其是生活中每一位重要人物的喜爱和赞许	这个观念实际上是个假象，是不可能实现的事。因为在人的一生中，不可能得到所有人的认同，即便是像父母、老师等对自己很重要的人，也不可能永远对自己持一种绝对喜爱和赞许的态度。因此如果他坚持这种信念，就可能需要千辛万苦，委曲求全以取悦他人，以获得每个人的欣赏，但结果必定会使他感到失望、沮丧和受挫
②	个人是否有价值，完全在于他是否是个全能的人，即能在人生中的每个环节和方面都能有所成就	这也是一个永远无法达到的目标，因为世界上根本没有十全十美、永远成功的人。一个人可能在某个方面比他人有优势，但在另一方面却可能不如别人。虽然他以前有过成功的境遇，但无法保证在每一件事上都能成功。因此，若某人坚持这种信念，他就会为自己永远无法实现的目标而徒自伤悲
③	世界上有些人很邪恶、很可憎，所以应该对他们给予严厉的谴责和惩罚	世上既然没有完人，也就没有绝对的区分对与错、好与坏的标准。每个人都可能会犯错误，但仅凭责备和惩罚则于事无补。人偶然犯错误是不可避免的。因此，不应以一时的错误就将他们视为"坏人"，以致对他们产生极端排斥和歧视
④	如果事情非己所愿，那将是一件可怕的事情	正如人不可能永远成功一样，生活和事业上也不会样样顺心，遭受一些挫折是很自然的事，如果一经挫折便感到可怕，就会导致情绪上的困扰，反而可能使事情更加恶化
⑤	不愉快的事总是由于外在环境的因素所致，不是自己所能控制和支配的，因此人对自身的痛苦和困扰也无法控制和改变	外在因素对个人有一定的影响，但实际上并不是像自己想象的那样可怕和严重。如果能认识到情绪困扰之中包含了自己对外在时间的知觉、评价及内部言语等因素的作用，那么外在的力量便可能得以控制和改变
⑥	面对现实中的困难和自我承担的责任是件不容易的事情，倒不如逃避它们	逃避问题虽然可以暂时缓解矛盾，但问题却始终存在而且得不到解决，时间一长，问题也就会恶化或连锁性地产生其他问题和困难，从而更加难以解决，最终会导致更为严重的情绪困扰
⑦	人们要随时随地对危险和可怕的事加以警惕，应该非常关心并注意其发生的可能性	对危险和可怕的事物有一定的心理准备是正确的，但过分的忧虑则是非理性的。因为坚持这种信念只会夸大危险发生的可能性，使人不能对之加以客观评价和有效地去面对。这种杞人忧天式的观念只会使生活变得沉重和没有生气，导致整日忧心忡忡，焦虑不已
⑧	人必须依赖别人，特别是那些与自己相比强而有力的人，只有这样，才能生活得好些	虽然人在生活中的某些方面要依赖于别人，但过分夸张这种依赖的必要性则可能使自己失去独立性，导致依赖性更大，从而失去学习能力，产生不安全感

序号	不合理信念	分析
⑨	一个人以往的经历和事件常常决定了他目前的行为，而且这种影响是永远难以改变的	已经发生的事实是个人的历史，这的确是无法改变的。但是不能说这些事会决定一个人的现在和将来。因为事实虽不可改变，但人们仍可以控制、改变自己以后的生活
⑩	一个人应该关心他人的问题，并为他人的问题而难过、悲伤	关心他人，富于同情，这是有爱心的表现。如果过分投入他人的事情，就可能忽视自己的问题，并因此使自己的情绪失去平衡，最终导致没有能力去帮助别人解决问题，却使自己的问题更糟
⑪	对人生中的每个问题，都应有一个唯一正确的答案；如果人找不到这个答案，就会痛苦一生	人生是一个复杂的历程，对任何问题都要寻求完美的解决方法是不可能的事。如果人们坚持要寻求某种完美的答案，那只会使自己感到失望和沮丧

从以上非理性信念中，可以归纳出相应的非理性思维方式，如：我喜欢如此→我应该如此；很难→没有办法；也许→一定；有时候→总是；某些→所有的；我表现不好→我不好；好像如此→确实如此；到目前为止如此→必然永远如此等。从中可以看出，许多不合理信念就是将"想要""希望"等变成"一定要""必须"或"应该"的形式。一个情绪沮丧的人总是坚持他必须有某事物，而不只是想要或喜欢它而已。因此，他便会把这种过度极端化的需求应用到生活的各个方面，尤其是关于成就和获得别人赞赏上，而当他不能满足这种需求时，就容易产生焦虑、自卑、沮丧等情绪；如果他将这种需求应用到他人身上，要求别人应该或必须怎样做时，一旦别人不能符合其意，他就会对他人产生敌意、愤怒等情绪。

许多学者对上述不合理信念进行了归纳和简化，指出绝对化的要求、过分概括化以及糟糕至极是这些非理性信念的三个主要特征。

绝对化的要求是指个体以自己的意愿为出发点，认为某一事物必定会发生或不会发生的信念。这种特征通常是与"必须"和"应该"这类词联系在一起，如"我必须获得成功""别人必须友好地对待我"等，这种绝对化的要求通常是不可能实现的，因为客观事物的发展有其自身规律，不可能依个人意志而转移。人不可能在每一件事上都获得成功，他周围的人和事物的表现和发展也不会依他的意愿来改变，因此，当某些事物的发生与其对事物的绝对化要求相悖时，他就会感到难以接受和适应，从而极易陷入情绪困扰之中（钱铭怡，1989）。

过分概括化是一种以偏概全的不合理的思维方式，就好像是以一本书的封面来判定它的好坏一样，它是个体对自己或别人不合理的评价，其典型特征是以某一件或某几件事来评价自身或他人的整体价值。例如，一些人面对失败的结果常常认为自己"一无是处"或"毫无价值"，这种片面的自我否定往往会导致自责自罪、自卑自弃的心理以及焦虑和抑郁等情绪，而一旦将这种评价转向他人，就会一味地责备别人，并产生愤怒和敌意的情绪。针对这类不合理信念，合理情绪疗法强调世上没有一个人是十全十美的，每一个人都应接受人是有可能犯错误的（Ellis，1984）。因此，应以评价一个人的具体行为和表现来代替对整个人的评价，也就是说"评价一个人的行为而不是去评价一个人"（Wessler，1980）。

糟糕至极是一种把事物的可能后果想象、推论到非常可怕、非常糟糕，甚至是灾难性结果的非理性信念。如一次重要的考试失败后就断言"自己的人生已经失去了意义"，一次失恋后就认为"自己再没有幸福可言了"，几次求职失败后就恐慌自己"今后再也找不到工作了"等。对任何一件事情来说都可能有比之更坏的情况发生。因此没有一种事情可以被定义为百分之百的糟糕透顶。当人们坚持这样的信念，遇到了他认为糟糕透顶的事情发生时，就会陷入极度的负性情绪体验中。针对这种信念，合理情绪疗法理论认为虽然非常不好的事情确实可能发生，人们也有很多理由不希望它发生，但人们却没有理由说它不该发生。因此，面对这些不好的事情，人们应该努力接受现实，在可能的情况下去改变这种状态，而在不能改变时去学会如何在这种状态下生活下去（Wessler，1980）。

合理情绪疗法的人性观认为人既是理性的，也是非理性的。因此在人的一生中，任何人都可能或多或少地具有上述某些非理性信念。只不过这些信念在那些有严重情绪障碍的人身上表现得更为明显和强烈，他们一旦陷于那种严重的情绪困扰状态中，往往难以自拔，这就需要对他们应用合理情绪疗法的理论和技术加以治疗或干预。埃利斯等人认为合理情绪疗法可以帮助个体达到以下目标：一是自我关怀，二是自我指导，三是宽容，四是接受不确定性，五是变通性，六是参与，七是敢于尝试，八是自我接受。这八个方面正好也是个体心理健康的重要指标（Ellis & Blrnn，1967）。

简而言之，合理情绪疗法的主要目标就是减少求助者各种不良的情绪体验，使他们在咨询结束后带着最少的焦虑、抑郁（自责倾向）和敌意（责他倾向）去生活，进而帮助他们拥有一个较现实、较理性、较宽容的人生哲学。这个目标包含了两层含义，首先是针对求助者症状的改变，即尽可能地减少不合理信念所造成的情绪困扰与不良行为的后果，这称为不完美目标。另一层含义是着眼于使求助者产生更长远、更深刻的变化。这不仅要帮助求助者消除现有的症状，而且也要尽可能地帮助他们减少情绪困扰和行为障碍在以后生活中出现的可能性，这称为完美目标。实现这一目标的关键在于帮助改变他们生活哲学中非理性的成分，并指导他们学会现实、合理的思维方式。

上述两种目标虽然不同，但是也有相互重叠的地方。从合理情绪疗法的理论和长远角度来看，咨询师应坚持后者即完美的目标。但是江山易改，本性难移。因此这不是一个短期就可实现的目标。有时候，首先取得求助者目前症状的改变是必要的，特别是那些情绪障碍比较严重的求助者，症状的缓解有利于进一步深入治疗和完美目标的实现。

通过前面的阐述与分析可以看出，合理情绪疗法实际上就是一种对有情绪障碍的求助者实施再教育的过程。咨询师训练求助者科学地进行逻辑思维与分析，使其学会客观、合理地思维，用以代替旧的非理性的信念。这是一种认知的、直接的和主动的过程。因此，在这一点上，合理情绪疗法中咨询师的功能和角色与传统的心理咨询方法有根本的不同。在合理情绪疗法中，咨询师是一个指导者、说服者、分析者，也是权威的信息提供者以及与求助者非理性信念对抗的辩论者。他所扮演的是一个积极主动的角色。

合理情绪疗法理论认为，传统的心理咨询与治疗学派（如精神分析）是一种相对比较被动的治疗过程。咨询师挖掘求助者的潜意识内容，把他目前的问题同其被压抑在潜意识中的经历联系起来，并对其中的关系依精神分析理论加以解释。除此之外，咨询师只能消极地等待求助者对自己问题的顿悟。这是一个长期并且是十分困难的过程。对有些求助者而言，顿悟是件很困难的事情，即使产生顿悟，也不一定能使其问题得到改善。因此，从这个意义上来说，精神分析中的咨询师和求助者，都处于比较被动的地位。埃利斯通过自己的实际咨询经验论证了只有咨询师采用积极主动的指导方式，才能取得较好的疗效。

在合理情绪疗法中，指导的含义并不是仅仅针对求助者的行为和情绪等表面症状的改善。这一点与传统的行为治疗也有着根本的不同。行为主义咨询师主要是根据 S-H 公式，通过条件反射的原理，在刺激和反应之间建立新的关系。他们往往忽视了刺激和反应之间个体认知因素的作用。而合理情绪疗法则强调咨询师应该以认知取向为主，咨询师要充分发挥并调动自己与求助者的认知功能，通过逻辑分析，指出求助者不合理的认知方式，并指导他学会用新的合理的认知方式来代替。

合理情绪疗法对咨询师的主动性与指导功能的重视还表现在它与求助者中心疗法的区别上。求助者中心疗法主要是通过咨询师与求助者之间形成的非常适宜的心理环境和气氛来使求助者产生自我指导的行为，对咨询师而言，这是一种非指导性的治疗方式。而合理情绪疗法则并不过分强调双方关系的重要性，也不认为那是咨询所必备的条件，它更看重咨询师的主动、直接和理智的指导作用。

第七单元 克服阻碍咨询的因素

一、识别和处理多话现象

（一）学习目标

理解和掌握产生多话的原因，学会识别多话并在咨询过程中处理多话现象，推动咨询顺利进行。

（二）工作程序与相关知识

多话是指咨询过程中来访者或咨询师大量叙述与咨询没有关系的内容，从而影响咨询效果、阻碍咨询进行的现象。

1. 多话现象的表现及原因

咨询中会遇到一些多话、健谈的求助者，他们讲话滔滔不绝，陈述的内容与咨询完全无关，既浪费时间，也干扰咨询的正常进行。多话还使缺乏经验的咨询师感到束手无策，不知道是打断好还是应该继续倾听，也不知道如何引导。

（1）对多话的判定。求助者或咨询师是否多话受咨询师角色定位、咨询内容的难易、咨询时间的长短等因素的影响，不同的咨询师对多话的理解可能不同。

有些咨询师喜欢求助者简明扼要地说明情况，然后由咨询师给予解释、劝告、指导、训练等。此类咨询师把自己放在主动的、指导者的位置上，因而对求助者超出自己所希望的叙述，就感到不耐烦，视为多话。反过来，在一个非常重视倾听、以求助者为中心的咨询师那里，这个求助者的叙述不但不属于多话，还会受到鼓励。

有些咨询师若认为求助者的问题比较严重，原因比较复杂，需要详细了解时，就希望求助者多谈些。反之，若认为问题一目了然，原因较简单，容易处理，就不希望求助者讲得太多，不然，就认为是多话。

有些咨询师喜欢短期咨询，而有些咨询则采用长时程咨询。次数少，目标明确，故不希望求助者过多地叙述，而是希望紧扣主题，叙述重点突出、层次清楚，甚至最好是事先准备好叙述提纲或书面材料，以节省时间。而在准备多次询问的咨询师那里，由于时间相对多些，所以有可能让求助者多述说，涉及的范围也可以广些，以便更多地掌握材料，做更大范围的调整。因而这两种咨询师对同一求助者是否多话可能会有不同的评价。

一般而言，判断多话应考虑是否大量及是否与咨询有直接密切的联系。

（2）与咨询师有关的原因。多话也可能来源于咨询师，咨询师没有正确的咨询理念，或不按咨询的职业要求进行，则可能多话。第一，咨询师有感而发的宣泄。第二，咨询师对人们的道德水平、社会风气、法律制度等进行了大量的评价，这与咨询无关，属于多话。第三，咨询师的逻辑能力欠缺，或解释过多等，也可能造成多话。

（3）与求助者有关的原因。与求助者有关的多话，可以概括为以下7种类型（见表2-3）。

表2-3 与求助者有关的7种多话类型

序号	类型	类型分析
①	宣泄型	这类求助者只是为了宣泄一时的剧烈情绪，他们急需一个宣泄的对象，在倾诉时犹如倾盆大雨、排山倒海，喜怒哀乐都会表现出来。对此类求助者，咨询师只需认真、关切地倾听即可。待求助者宣泄后，一般都会雨过天晴，心平气和下来
②	倾吐型	此类求助者与宣泄者有些相仿，日常生活中他们多有不快而又缺乏倾吐的对象。由于咨询师的热情、耐心、尊重，使其备受感动，倾吐的闸门一开，便一发不可收拾，把多年来积压的大大小小的不满、烦恼、伤心都通通讲了出来
③	癔症型	此类求助者在讲话时眉飞色舞，表情丰富，抑扬顿挫，富有感染力，所述内容多有曲折的故事情节，但仔细分析，却都富有夸大色彩，而且并无多少急迫或困扰的问题，求助者似乎也没有什么需要咨询师予以帮助的，其目的主要是寻求注意和赞赏
④	表现型	与癔症型有些类似，此类求助者总是滔滔不绝地发表意见，乃至对心理咨询及心理咨询师品头论足，但很少谈论自己，即使谈论自己也是讲些自己的特长没有得到欣赏或重用等方面。他们喜欢表现自己，并不在意咨询师说什么。他们咨询的目的往往是发表意见，进行评论
⑤	表白型	此类求助者知道自己正面临某方面的问题，然而，面谈时，他们一味地谈论别人的不是：人际关系不和是因为别人太霸道、太小气、太不够朋友；考试成绩不好是因为老师教得太差，考题出得太偏，老师评分不公正，等等。总之全是别人的过错。他们来咨询，只是为了证明自己没问题，有问题也是别人的问题
⑥	掩饰型	这类情况需要咨询师细心观察。有些求助者不停地讲话只是为了掩盖他们被人真正了解的恐惧，他们一直在抢占讲话的机会，为了说话而说话，内心却害怕与咨询师正面交锋，害怕咨询师的发问，害怕沉默给自己带来的压迫及可能会泄露自己内心的恐慌不安。他们健谈正是内心焦虑的反映
⑦	外向型	有些求助者性格外向，活泼健谈，好交朋友，尤其是在遇到一位比较喜欢的、注意倾听的咨询师时，更是天南海北，无所不谈。倘若咨询师不善把握抑或喜欢这样时，往往使咨询事倍功半

2. 对多话现象的处理

咨询师遇到健谈、多话的求助者时，应看到它的两重性：一方面可能会影响咨询的正常进行，另一方面也是充分认识求助者的一个机会。对此，咨询师应根据咨询目标、咨询安排以及多话的类型作相应的调整。

比如对宣泄型、倾吐型的求助者，应充分尊重他们的需要，耐心地倾听，给他们以安全感、理解和爱护，必要时给予指导。不可粗暴地打断，显得不耐烦或不屑一顾。

寻求注意型的健谈者可能有癔症的性格，他们的言谈举止富有戏剧性，这种人可能并没有大的问题。他们求助的目的是寻求注意，那么咨询师只要给予注意就能满足他的要求。对好表现型的求助者，也可采用相似的对策。

表白型的求助者没意识到自己的过错，他们往往缺乏自知，对此，咨询师一方面一定要认真听，不能对其指责或评论："你怎么总说别人不对。""这件事明明是你自己有错！"另一方面，要帮助他们认识到自己的错误，要善于运用他们的话，他们的思维方式，以其矛攻其盾，摆事实讲道理，多从不同的角度启发引导。语言上要缓和，多用"你看这件事是不是还有一种可能""如果当时你不是这样，而是那样，事情是否会好些呢"。如果咨询师口气很硬，过于肯定，求助者可能会拒不接受，更要寻找别人的不是来保护自己，会谈就会变成争论或陷入僵局。

掩饰型的健谈一般不会出现在开场，而是在将要涉及或已涉及某一敏感问题时出现。求助者有意或无意地谈论别的话题进行转移、掩饰，其讲话速度会加快，忙不择词，句与句之间、一个主题与另一个主题之间停顿短促，似乎是怕人插话。对这种情况，咨询师应考虑为求助者创造一个宽松、安全的氛围，可以请求助者慢慢讲，可以做出反应："我似乎觉得你有些不安"或"我觉得你似乎有什么话要说"。或者更直截了当请求助者回答敏感、想要掩饰的问题："你能否谈一下……"出现掩饰型的健谈时，往往是发现某些重要问题的时候，咨询师应善于抓住时机。有时求助者谈小问题而掩盖大问题，丢卒保车，咨询师要明察秋毫。

与外向型的求助者面谈，比较容易有气氛，但若不善引导，则形同聊天。为此，咨询师要善于及时把会谈引入正题。无论哪种类型的多话，均可利用内容反应技术加提出新问题的方式处理。咨询师对此必须处理，妥当的处理方式是在求助者讲话的间隙，进行内容反应，并提出新问题，以此控制谈话的方向和内容。

二、识别和处理沉默现象

（一）学习目标

理解并掌握沉默的定义、产生原因，学会识别沉默并在咨询过程处理沉默现象，推动咨询顺利进行。

（二）工作程序与相关知识

沉默是指当需要求助者进行自我探索而回答问题时，求助者出现了停止回答与探索的现象，阻碍了咨询的顺利进行。

1.沉默的表现与原因

在咨询过程中，有时求助者会出现沉默。沉默就是在求助者进行探索、表达时的停止。咨询师要善于分析沉默的原因，从而采取针对性的解决办法，有时，沉默的感觉来自咨询师，故咨询师首先要判断沉默真的存在吗，还是咨询师的主观感觉有时由于求助者对咨询师有一种压迫感，这种压迫感可能来自其形象（如体形、容貌、服饰、地位等），也可能来自求助者的问题（如咨询师感到问题比较复杂，过于棘手，或者耗时较长，或引不起咨询师的兴趣等），或者此时咨询师本身存在着不安、急躁、沉闷、压抑感等情绪。如果这样的话就很容易夸大沉默，并变得特别敏感。

当然，大部分沉默是由求助者引起的，主要有以下 6 种类型（见表2-4）。

表2-4 由求助者引起的沉默类型

序号	类型	原因分析及求助者的表现
①	怀疑型	由于求助者还不完全信任咨询师，因而不把某些信息说出来或尚在犹豫之中，他们往往会表现出不安的神情，用疑虑、探索的眼光打量咨询师
②	茫然型	有些求助者因为不知道该说什么好，什么是咨询师希望知道的，什么是重要的叙述内容；有时则是求助者搞不清自己到底是什么问题，故无法表达或表达不清；也有可能是想表达的东西很多，却不知从何说起；有时是咨询师的提问失误"请你告诉我关于你内心冲突的心理机制是什么"求助者因茫然陷入沉默状态。这时求助者的目光常常是游移不定的，含有询问的色彩
③	情绪型	如当谈论自己不愿谈及的话题时，沉默表达了这样一种信息："我不愿涉及这个话题""我不想待在这儿了"，也可能是求助者由于谈到或回想起自己过去做错的事而非常羞愧，从而用沉默来躲避。这时他可能会回避与咨询师的眼光接触，低着头或手脚不停地乱动。当求助者对咨询师感到气愤时，也可能用沉默来传达信息，同时还可能对咨询师瞪眼、气呼呼地看着周围
④	思考型	此时求助者正在反复体会咨询师说的话，并且似乎有所领悟；或正在回忆某一件对咨询有重要意义的往事；或正在体验某种情绪、情感。这类沉默是由于求助者正处于一种积极的自我探索之中。在外显动作上，求助者可能会睁大眼睛使劲地想，也可能眯起眼睛自言自语，这类沉默的标志性行为是凝视空间的某一点

序号	类型	原因分析及求助者的表现
⑤	内向型	这种沉默源于求助者比较内向、不善言谈的个性原因。沉默是他与人交往的经常性方式，尤其是在不熟悉的环境和人面前更是如此。这样的求助者容易表现出沉默，即使有话也是三言两语，即使在来前已经反复考虑过应该怎么讲，可一到咨询室，很可能就什么都讲不出来了，会显得欲言又止，颇为不安
⑥	反抗型	求助者本人不愿意或不想接受咨询，没有咨询动机，不想进行咨询，用沉默表达对咨询的反抗态度。表现出怀疑、无所谓、随心所欲、很不耐烦，甚至是气愤、敌意等

沉默的出现，将使咨询暂时无法进行，还会导致气氛紧张、压抑或尴尬，阻碍咨询的进行。对此，咨询师应针对不同情况采取主动、有效的措施。咨询师在沉默出现时，要保持镇静，咨询师的急躁不安会加强求助者沉默时的紧张，有时甚至产生对立的气氛，同时也会降低咨询师在求助者心目中的形象。反过来，给求助者一种不慌不乱，沉着冷静的印象，则会给求助者一种可信、充满信心和力量的感觉。

2. 沉默的处理

如果求助者是怀疑型沉默，咨询师应注意提高面谈的技巧。咨询师若发现来访者吞吞吐吐、欲言又止、犹豫不决，应给予鼓励和必要的保证，有时或许需要再三的保证，有时也可以暂时搁一下。这种情况一般发生在面谈开始，或所谈问题在求助者看来很严重、内心很矛盾时。

如果是茫然型沉默，咨询师应很好地倾听，通过内容反应和内容表达技术，促进求助者的充分表达，帮助求助者深化认识，明确自己的问题、原因、表现所在。咨询师提出的问题尽量简洁、通俗、易懂。

如果是情绪型沉默，咨询师应多使用情感反应和表达技术，通过共情，缓解情绪。当求助者以沉默表示气愤、对抗时，咨询师要及时发现，主动寻找原因，采取主动、和好、鼓励宣泄的方针。若是由自己失误所引起，可以主动道歉。若有可能是误会，则应予以解释、消除。

如果求助者的沉默是思考型，由于思考问题所引起，咨询师可以等待，同时以微笑、目光、微微点头等表示自己的关心、理解和鼓励。一般来说，不宜打断求助者的思考。如果思考、沉默时间过长，咨询师可关切地询问，协助对方思考。

如果是内向型沉默，因个性原因导致沉默，咨询师应以极大的热情和耐心加以引导，多用倾听技巧，多做鼓励性反应，鼓励求助者表达，并善于领会他（她）已说的和想说的。切不可急躁、不耐烦，否则，求助者可能会更退缩、更沉默。

如果是反抗型沉默，即求助者本人不愿咨询引起沉默，咨询师的处理就更应注意方式方法。首先应辨明沉默原因：一是求助者对别人让他来咨询（有时还带有强制性）不满，并把这种不满转移到咨询中，但对咨询本身无偏见；二是对咨询本身也存在偏见，不愿配合。对前者，若咨询师工作经验丰富，态度诚恳、耐心，方法得当，善于理解求助者的心情。一般来说，沉默会慢慢被打破。而后者，偏见不深时还不复杂，也可消除；若逆反、对抗情绪很严重，则效果很差。可以向求助者讲明，心理咨询是向其提供帮助，咨询建立在自愿的基础上，如果此时不想咨询也没有关系，可以在自己想来时再做咨询；对于强烈反对咨询的，咨询师也可以终止咨询。

当然，沉默也可能是移情的作用，求助者把咨询师当作他以前生活中某个有影响的人物，不知不觉中把当时的那种情绪转移到咨询师身上，或者，这种移情是求助者生活中挫折情绪的转移。对此，咨询师应注意分辨，有时没有理由的对抗，很可能就有这种成分。故咨询师应妥善利用移情来了解求助者。

沉默也可能来自咨询师，若咨询师缺乏面谈技巧，有时也会引起求助者沉默，这在第二、第三、第五种类型中都会出现。为此，咨询师应通过观察、练习、思考来改进，熟能生巧。

沉默现象有可能是咨询过程中的一种危机，但也可能是一种契机。沉默传达了许多的信息，沉默有时是激战前的寂静或黎明前的黑暗，有时则是问题的爆发或无声的交流。咨询师对沉默现象应予以高度重视，把握机会、仔细分析，往往会有所突破。

三、识别和处理依赖现象

（一）学习目标

理解并掌握依赖的定义、产生原因，学会识别依赖并在咨询过程中处理依赖现象，推动咨询顺利进行。

（二）工作程序与相关知识

依赖是指当咨询师引导、帮助求助者探索、解决自身问题时，求助者却依赖咨询师，企图由咨询师代替自己解决问题的现象。

1.依赖的表现及产生原因

（1）依赖的表现。咨询的目的是帮助求助者探索问题、解决问题，通过咨询促进其成长，实现咨询目标，这一切都建立在求助者主动的基础上。但如果求助者自己希望、等待、要求、依靠咨询师替自己解决问题，则可能出现了依赖。依靠他人而不是依靠自己解决问题是依赖最基本的特征。

（2）依赖产生的原因。

①来自求助者的原因。有些求助者可能不理解心理咨询的实质是咨询师通过促成

求助者的心理成长，自己动手解决自己的问题，而是希望咨询师主动替自己解决问题，因此，当咨询师提出问题请其思考，自己解决自己的问题时，求助者会产生依赖。有些求助者多年来已经养成了依赖个性，遇事不是靠自己去解决，而是等待他人、依靠他人、要求他人，企图由他人解决自己的问题。有些求助者的个性懒惰，有时明明有能力自己解决问题，但不肯付出努力，等待他人现成的帮助。有些求助者虽然愿意解决自身的问题，但不愿意承受抉择的痛苦，希望咨询师替自己做出选择，把选择的痛苦转嫁到咨询师身上。这些都是依赖产生的原因，都在不同程度上阻碍着咨询的进行。

②来自咨询师的原因。心理咨询是帮助求助者解决心理问题，从这个角度上讲，求助者应该是主动的。但有些咨询师的咨询理念存在偏差，认为咨询师应该更积极主动地帮助求助者解决问题。因此可能过于主动，致使求助者过于依赖。有时求助者性格内向，也缺乏解决问题的积极主动性，性格急躁、缺乏耐心的咨询师可能会主动地替求助者探索解决问题的方法。有些咨询师可能经不住求助者的再三请求，对求助者有求必应。这些都可能使求助者产生依赖，阻碍咨询的顺利进行。

2. 对依赖的处理

依赖有时并不为双方所察觉，有时从表面看依赖对咨询的影响也许并不严重，但实则不然。一旦求助者产生依赖，求助者不再主动对自己的问题进行探索，不再自己付出努力解决问题，势必对咨询效果产生严重的影响。因此，咨询师必须学会识别和处理依赖。

第一，咨询师务必向求助者讲清心理咨询的性质、发生效果的机制，使求助者对心理咨询有正确的认识，对咨询效果有理性的期待。

第二，咨询师对求助者的依赖要及时发现、及时处理，一旦出现依赖，咨询师应鼓励求助者自己进行探索、努力来解决自己的问题。例如，面对产生依赖、直接请求咨询师告诉自己该怎么办的求助者，咨询师应该消除依赖，如"你在到底娶哪一个女孩的问题上苦恼，这应该由你来探讨如何解决，而不是由我告诉你该怎样解决，因为我无法代替你解决你内心的苦恼"。

第三，咨询师必须坚持正确的咨询理念，以促进求助者的心理成长为咨询的总目标，以促进求助者心理能力提高，视自己探索、解决问题为己任。咨询中应做好耐心的启发、引导工作，不主动替求助者解决问题，不替求助者选择，不给求助者出谋划策，不帮求助者"拿主意"，不对求助者有求必应，避免使求助者产生依赖。

四、识别和处理移情现象

（一）学习目标

理解并掌握移情的定义、表现及产生原因，学会识别移情，妥善处理移情现象，推动咨询顺利进行。

（二）工作程序与相关知识

移情是指求助者把对父母或对过去生活中某个重要人物的情感、态度和属性转移到了咨询师身上，并相应地对咨询师做出反应的过程。发生移情时，咨询师成了求助者某种情绪体验的替代对象。

1. 移情的表现与原因

移情通常分两种不同的类型：

（1）负移情。求助者把咨询师视为过去经历中某个给他带来挫折、不快、痛苦或压抑情绪的对象，在咨询情境中，原有的负性情绪转移到了咨询师身上，从而在行动上表现出不满、拒绝、敌对、被动、抵抗、不配合等。

（2）正移情。求助者把咨询师当作以往生活中某个重要的人物，他们逐渐对咨询师产生了浓厚的兴趣和强烈的感情，表现出十分友好、敬仰、爱慕甚至对异性咨询师表现出情爱的成分，对咨询师过分依恋、顺从；虽然求助的问题逐渐解决，但前来咨询的次数却越来越频繁，特别是生活中的大小事都要咨询师出主意，表现出无限信任，甚至关心咨询师的衣食住行和家庭生活等。

移情有直接和间接两种形式，前者是直截了当地向咨询师表达自己的体验："我与你交谈感到特别愉快和难忘，你使我想起了我的……"后者则间接地表达自己的感受："我觉得你的态度真好，我感到很轻松。"求助者表达自己的情感并非都是移情，咨询师要学会识别是否存在移情，只有当求助者把自己以前的情感反应转移到咨询师身上，把后者作为过去情感对象的替代，对咨询师抱有超出咨询关系的幻想和情感时，才是移情的表现。

2. 处理移情现象

咨询师要学会区别移情与依赖。移情（这里主要指正移情）与依赖有相似之处，移情中多有依赖，但两者又有明显的区别。依赖主要是一种信任，而移情更是一种好感；依赖是寻求现实的帮助，而移情是弥补过去的感情；依赖者多在遇到困难时来寻求帮助，而移情者则时常想见到咨询师；依赖者寻求心理依靠，而移情者寻求感情依靠；依赖者的对象是现实的目标，而移情者是寻找替代物。相比之下，依赖者对咨询师的感情色彩淡，而移情者浓。咨询师要学会辨别两者，以便区别对待。

精神分析理论十分重视移情，认为移情再现了求助者往年尤其是儿童时期生活的某种情感，这种情感长期被压抑着而无处释放，甚至成为心理问题的一个"情结"。求助者把咨询师当作以往生活环境中和他有重要关系的人，把曾经给予这些人的感情（不管是积极的还是消极的）置换给了咨询师，借咨询师宣泄了积压的心理能量，从而有助于心理平衡。

出现移情是心理咨询过程中的正常现象。透过移情，咨询师可以更深入、准确地认识求助者，并运用移情帮助求助者宣泄情绪，引导其领悟。如果求助者对异性咨询师产生正移情，咨询师不必害怕，应当婉转地向对方说明这是心理咨询过程中可能出现的现象，但这不是现实中正常的健康的感情。咨询师要有策略地（不要伤害求助者的自尊心）、果断地（让求助者知道咨询师明确、坚决的态度）及早（要早期发现，早期采取明确态度）处理，将其引向正常的咨询关系上来。如果任其发展，不但会阻碍咨询的顺利进行，还可能给双方带来麻烦。至于别有用心地利用求助者的不健康心态下的感情以达到某种目的，是一种严重违反心理咨询职业道德的行为。如果咨询师觉得自己难以处理移情现象，可以转介给其他咨询师。移情是咨询过程中的过渡症状，咨询师应鼓励求助者继续宣泄自己压抑的情绪，充分表达自己的思想感情和内心活动，求助者在充分宣泄情绪后，会感到放松，再经咨询师的引导，得以领悟后，心理症状会逐渐化解。

五、识别和处理阻抗现象

（一）学习目标

理解掌握阻抗的定义、表现及产生原因，学会识别阻抗并在咨询过程中突破阻抗，推动咨询顺利进行。

（二）工作程序与相关知识

心理咨询与其他职业活动不同，其工作对象是心理活动鲜活而变化莫测的求助者。这本身就注定了咨询过程将遭遇比其他职业活动更多变、更困难的阻抗。这些阻抗可能来自求助者，也可能来自咨询师。从咨询师的角度来说，只要对心理咨询有全面而深刻的认识，源自咨询师的阻抗是完全可以避免的，而对于来自求助者的阻抗，因为无法预知，需要对其有较好的认识和处理。

1.阻抗的表现

阻抗是指求助者在心理咨询过程中，以公开或隐蔽的方式否定咨询师的分析，拖延、对抗咨询师的要求，从而影响咨询的进展，甚至使咨询难以顺利进行的一种现象（乐国安，2002）。阻抗可以理解为在咨询过程中来自求助者的某种抵抗咨询的力量。

阻抗在本质上是求助者对于心理咨询过程中自我暴露与自我变化的精神防御与抵抗，它可表现为对某种焦虑情绪的回避，或是对某种痛苦经历的否认等。阻抗既会影响咨询师的工作满意度、个人价值感和自尊，也会导致求助者不再轻易暴露自己、退却或直接放弃治疗。而积极地认识阻抗及其表现形式，并加以有效地克服，可增进咨询师与求助者之间的心理沟通，促使求助者领悟自身的思想和行为方式。因此，要使咨询成功进行，克服阻抗是心理咨询的重要组成部分。

阻抗的概念最早是由弗洛伊德提出的，他将阻抗定义为求助者在自由联想过程中对于那些使人产生焦虑的记忆与认识的压抑。因此，阻抗的意义在于增强个体的自我防御，在传统的精神分析学说中，阻抗也是所有精神防御机制的总和。总之，弗洛伊德对阻抗的定义强调了潜意识对于个体自由联想活动的能动作用，而罗杰斯则将阻抗看作个体对于自我暴露及其情绪体验的抵抗，其目的在于不使个体的自我认识与自尊受到威胁。这一观点体现个体的认知对于自我结构与发展的防护作用。此外，一些行为主义心理学家把阻抗理解为个体对于其行为矫正的不服从。这有可能是由于个体对心理咨询心存疑虑，也可能是由于个体缺乏其行为变化的环境条件，这一立场反映了个体行为变化与环境控制的相互依赖。但是无论怎样，所有的理论均表明，阻抗对于心理咨询过程具有深刻的影响。只有对阻抗现象加以积极的认识与控制，才能达到预期的咨询效果。反之，如果对阻抗现象不能识别或处理不当，则会严重影响心理咨询的进展与效果。

阻抗的表现形式多种多样。它可以是语言或非语言的形式，也可以表现为求助者对于某种心理咨询要求的回避与抵制，或是求助者对心理咨询师或其他人的某种敌对或依赖，还可以流露出求助者的特定认知、情感方式以及对心理咨询师的态度等。总的来说，阻抗的表现形式有如下四类：

（1）讲话程度上的阻抗。求助者的阻抗可以表现在讲话程度上，其形式为：沉默、寡语和赘言，其中尤以沉默最为突出。

①沉默可表现为求助者拒绝回答咨询师提出的问题，或有长时间的停顿。它是求助者对于心理咨询的最主动的抵抗，常需要咨询师通过耐心解说和真诚的态度才能消除。沉默往往表示了求助者对于心理咨询的某种强烈抵触情绪，要缓解这种情绪不可强求。与此同时，人们要注意将阻抗性的沉默与反省性的沉默区分开来，前者是敌对的表现，而后者则是领悟的需要。

②少言寡语也是求助者对心理咨询的抵抗。它通常是以短语、简单句以及口头禅（如嗯、噢、啊）等形式表现。它同样使咨询师产生困惑及挫折感，使其无法深入了解求助者的内心世界及对心理咨询的态度，少言寡语也常见于那些被迫前来接受咨询

及对心理咨询充满戒心的求助者。

③赘言表现为求助者在心理咨询过程中滔滔不绝地讲与咨询无关的话。它多是无意识的，在积极回答咨询师提问的表象后面隐藏了某种潜在动机，如减少咨询师讲话的机会、回避某些核心问题、转移注意力等。其原因主要在于回避那些求助者不愿接触的现实问题，以免除由此而产生的焦虑与其他痛苦体验。

（2）讲话内容上的阻抗。咨询中，求助者还经常通过其对会谈内容的某种直接、间接控制来表现他对心理咨询及其个人行为变化的阻抗。其常见形式有理论交谈、情绪发泄、谈论小事和假提问题等。

①"理论交谈"指求助者竭力用心理学或医学上的术语与咨询师交谈。表面上，这似乎增进了二者在语言和思想上的交流，但实际上是前者对后者的某种疑虑及其企图加以控制的欲望。因此，理论交谈是求助者进行自我保护的有效手段之一。只有使他清楚地意识到自己在进行理论交谈时的阻抗作用，才能使他真正接受心理咨询。

②"情绪宣泄"指求助者对于某些咨询内容的强烈情绪反应。求助者可表现为大哭大闹，泪流不止，或不自然地大笑。它旨在避开使求助者感到焦虑或精神痛苦的意念。从这一层意义上讲，它也是一种精神防御的表现。

③"谈论小事"指求助者对会谈中无关紧要的小事谈论不止，目的在于回避谈论、解决核心问题，并转移咨询师的注意力。它往往是心理咨询中最轻微的也是最不易发现的阻抗表现。

④"假提问题"指求助者通过向咨询师提出表面上适宜但实际上毫无意义的问题来回避谈论某一议题或加深某种印象。这些问题一般涉及心理咨询的目的、方法、理论基础及咨询师的私人情况等，往往与心理咨询本身没有密切联系，也常使咨询师无从回答。因此，假提问题也代表了个体某种自我保护的需要。

（3）讲话方式上的阻抗。这种阻抗是通过求助者言语交流中不同的心理活动体现的。它的形式多样，因人而异，其中常见的有心理外归因、健忘、顺从、控制话题和最终暴露等。

①"心理外归因"指求助者将其某种心理冲突与矛盾的原因完全归结于外界作用的结果，而回避从其自身的角度加以认识，它严重阻碍了求助者的自我反省，使其将一切错误客观化，并将所有责任推到外界，而不能认识到自身的问题。从这层意义上讲，这也是自我中心主义的表现。在心理咨询中，它可以使求助者对自我暴露与分析的要求产生强烈的抵触情绪。例如，一个易于生气的求助者常怪罪别人惹他生气，而不愿在自己身上寻找原因。

②"健忘"指求助者在谈论感到焦虑和精神痛苦的议题时所表现出的遗忘现象。

它是求助者对于某种痛苦经历长期压抑的结果，故具有很大的任意性。特别是当咨询师竭力启发求助者去唤起某种痛苦记忆时，对方常会通过各种方式来表现遗忘。例如，据研究表明，第二次世界大战中纳粹集中营的存活者往往不愿意提起往事，即使谈论，也常对一些细节表现出记忆模糊。

③"顺从"指求助者对咨询师所讲的每一句话都表示绝对赞同和服从，使后者无法深入了解其内心世界，以至于无所适从。例如，有些被迫接受心理咨询的人会对咨询师表现出格外的尊重和客气，从不与之争论，其结果是咨询师无法为其提供真正有效的帮助。由于顺从所具有的隐蔽特点，常使咨询师不易发觉求助者潜在的阻抗作用。

④"控制话题"指求助者在会谈中，一味要求咨询师讲自己感兴趣的话题，而回避自己不愿谈论的话题，这样做也是为了减轻其因谈论不愿谈论的问题而产生的焦虑。此外，控制话题还可以强化求助者在心理咨询过程中的自尊与地位。

⑤"最终暴露"指求助者故意在咨询会谈的最后时刻才讲出某些重要事件，使咨询师感到措手不及，借以表达他对心理咨询的某种抵抗。与此同时，要注意将阻抗性的最终暴露区别于犹豫性的最终暴露，不能简单地将最终暴露都视作阻抗的表现。

（4）咨询关系上的阻抗。这种阻抗是指求助者通过故意破坏心理咨询的一般安排与规定来实现其自我防御的目的，其中最突出的表现有不认真履行心理咨询的安排、诱惑咨询师以及请客、送礼等，具体解释如下。

①不认真执行心理咨询的安排，包括不按时间前来咨询，或借故迟到早退，不认真完成咨询师布置的作业、不付或延付咨询费等。这些行为均对咨询的顺利进行带来阻碍。迟到是反映阻抗较为可靠的指标，由于迟到，求助者往往要解释迟到的原因并道歉，从而观察咨询师的态度和反应。这样十多分钟的时间就过去了，造成了不必要的浪费，咨询师需要帮助求助者认识其迟到的含义，并进一步了解阻抗产生的原因。有的求助者取消预约或在预定时间不来咨询且事先不通知咨询师，这通常是极为严重的阻抗，因为不遵守时间的动机常包括恐惧和怨恨。如果在咨询中期求助者减少咨询次数，往往表明求助者此时已处于困境，或可能是由于咨询师的期望过高所致。

②诱惑咨询师指求助者通过引起咨询师注意其言行、装扮等来影响心理咨询的进程，并加强自己在心理咨询中的地位。如有的求助者对咨询师产生兴趣，就会通过自身的刻意打扮或大讲自己的有趣经历来试图引起咨询师对自己的关注。这种密切私人联系的做法是为了达到控制咨询关系发展的目的。

③在一定程度上，请客送礼也可以表示求助者的某种自我防御需要及控制心理咨询关系的欲望。

以上简述了阻抗的四类表现形式，它们可以表现为求助者对某种行为变化的抵触，也可以表现为求助者对咨询师的某种敌对态度。但无论哪种形式都是对求助者的自我保护及对其痛苦经历的精神防御。因此，它们对心理咨询的进展起着潜在的深刻影响。及时发现阻抗并积极、有效地加以认识，是建立良好咨询关系，强化求助者自我暴露与自我变化的关键。所以，传统的精神分析学说十分重视阻抗对于自由联想的影响，并将对此的解释与领悟当作精神分析的重要目标之一。虽然在一般的心理咨询中，人们不必苛求对于阻抗一词的确切解释，但人们应当对阻抗的性质与表现形式有最基本的认识，从而使正常的心理咨询关系不致受到干扰。事实上，在很多情况下，对于阻抗的认识往往是心理咨询突破的开端。

2. 阻抗产生的原因

卡瓦纳认为来自求助者的阻抗主要原因有如下三个：一是因为成长必然带来某种痛苦，二是因为行为失调是机能性的，三是求助者可能带有某种反抗心理咨询的动机。

（1）阻抗来自成长的痛苦。多数求助者在咨询过程中都会产生某种变化。虽然变化的程度可能不同，但不论其变化大小、程度如何，成长中的变化总要付出代价，总会在消除旧有的行为习惯、建立新的行为习惯时伴随痛苦。咨询师要使求助者明白，没有任何魔法能使他们毫不费力地发生奇迹般的变化。求助者初来咨询时，常会这样问：有没有什么药物给我开点。他们希望能有一剂灵丹妙药，使其心理问题一了百了，而自己不用做出任何努力就可以"大功告成"。在这种心理支配下，由于对成长所带来的痛苦没有心理准备，往往容易产生阻抗。这时，求助者可能会希望放慢改变的步伐，或停止改变旧行为、建立新行为的行动。果真如此的话，则对咨询的进展极为不利。

①开始建立新行为、新观念、新思维的问题。在咨询过程中，求助者需重新考察自己的基本信念和价值观。很多求助者前来咨询时，没有认识到其心理冲突与他的问题源于其信念与价值观的偏差。另外，改变一个人多年形成的信念与价值观及思维、行为习惯也很不易，不仅需要咨询师的努力，求助者自身的努力更为重要，这需要深刻地反省。瓦解自己过去相信的、习惯的某些东西是痛苦的，而建立新的信念和价值观、新的思维、行为习惯也是很艰难的过程。

a. 求助者可能需要转变成一个独立自主的人。有些求助者对家人和其他人过分依赖，总是寻求他人对自己的承认和接纳，寻求他人的建议和忠告。他们总是习惯于听凭别人安排自己的生活学习、工作中的事情，而自己没有应有的主见，当他们诉说别人让他们做这做那，而咨询师询问其自己想做什么时，他们可能会很吃惊。一旦意识到问题所在，他们会非常想改变自己，但当脱离他人，自己独立向前迈步时，又会感到非常紧张和焦虑。

b.求助者可能需要承认自己在欺骗自己。有些求助者可能非常愿意相信自己对自己编排的那些话语，尽管事实上并非如此，但他们却相信自己就是那样想、那样做的。

其他情况还有很多，但正如俗话所说，"下坡容易上坡难"，要上坡就必须付出一定的代价。

②结束或消除旧行为的问题。求助者可能必须停止那些他很喜欢的行为。例如，饮酒、自己怜悯自己、操纵他人、退缩行为、无所事事地浪费时间等。这些旧有行为是日积月累养成的，而且可能还曾给他们带来过快乐，改变这些行为所带来的痛苦常使求助者为之却步。

a.求助者可能需要不再装假。有些求助者在咨询过程中把自己的行为与情感过分夸大，以博得他人的好感或同情。他们自称很勇敢，而实际情况并非如此。他们自称与他人有良好的关系，其实不然。他们声称有多么高兴和幸福，但事实上是一种过分的渲染。当然，他们也可能夸大自己的痛苦，言过其实地诉说不幸、抑郁和无望。在咨询中要使他们不再"演戏"，需要改变这种引人注意的行为方式，这也是很困难的事情。

b.求助者可能需要面对一种痛苦的抉择，在有些情况下，求助者与他人关系的发展出现了异常不利的情况。可能这种关系对求助者来说很重要，但不结束这种关系，发展下去却会更糟。此时，求助者就面临着一种艰难的抉择。比如在求助者与其异性朋友之间、与其配偶之间或亲友之间的关系中，就有可能遇到此类问题。结束某种关系虽可以解决当前的重要问题，但也意味着失去许多可能得到的东西，此时，求助者内心激烈的矛盾冲突是可想而知的。即便是心理上最坚强的人，改变旧有行为，建立新行为的过程也会给他带来心理上的冲突和焦虑，而对于某些本来心理就不易平衡的人来说，这一过程的痛苦程度可能更为严重。尽管如此，要实现咨询目标，向前迈进的步伐绝不能停止，咨询师在这一点上必须有清醒的认识，因为向后倒退一步，以后往往要再付出十倍的辛苦。

（2）阻抗来自功能性的行为失调。"功能性的行为失调"是指失调的行为最初是偶然发生的，因其使某方面的需要得到了满足，行为发生的次数增加，以致固定下来。求助者一方面为失调的行为感到焦虑，另一方面求助的积极性却并不很高。这种情况对咨询的阻碍极大，除非咨询师能使求助者相信，改变失调的行为可以使焦虑降低，同时设法在求助者以这种形式寻求满足的方面也有所改进，才可帮助求助者克服阻抗。

阻抗的产生源于求助者企图以失调的行为掩盖更深层的心理矛盾和冲突。例如有些被人称为酒鬼的求助者，其饮酒过度只是表面的行为问题，他们饮酒不过是为了掩盖其解脱不了的心理矛盾，比如，工作上的失败，婚姻中的不幸，对以往行为的内疚、悔恨等。如果咨询仅从表面问题入手，未能触及根本问题，咨询必然会遭到某种程度的抗拒，对由功能性行为失调所引起的咨询阻抗，咨询师应有足够的认识，在消除旧有的不适应行为时，一定要帮助求助者以新的行为取而代之，同时对由于阻抗所暴露出的深层心理问题，必须采取相应的对策解决。

（3）阻抗来自对抗咨询或咨询师的心理动机。前来求助的人各种各样，其求助动机也各不相同，其中有些求助者会带有抗拒咨询或对抗咨询师的动机。

①阻抗来自求助者只是想得到咨询师的某种赞同或反对意见的动机。有些求助者在走进咨询室前，对自己前来求助的事情已经做出了某种决定，诸如决定与男朋友分手、要和某人结婚、要去做人工流产、要休学、要辞职等，其咨询的目的只是来寻求咨询师对其决定的肯定或反对，他们自己并未清楚地意识到这一点。所以当咨询师与他们一起讨论所要决定的问题时，特别是分析其他解决问题的可能性时，他们就会表现出不耐烦或不感兴趣，阻抗明显存在。例如，他们会说："您说的这一点很重要，我得回去认真考虑一下。"但下次咨询时却又可能这样说："我这一星期太忙了，根本没功夫去好好考虑这个问题。"

有的求助者咨询的目的并非是改变自己或解决已有的问题，而是证明自己是对的，别人应该受到批评或惩罚。他们把心理咨询门诊看作是声讨某些人的法庭。例如他们觉得一切问题均由其他人一手造成，同学、朋友、家长、老师、同事或上司等应负全部责任。此时咨询师若直接涉及求助者本人的责任问题，就很难使之心平气和地接受这种信息。

②阻抗来自求助者想证实自己与众不同或咨询师对自己无能为力的动机。有些求助者前来咨询只是想证实自己或自己的问题是多么与众不同，或咨询师无能，无法解决自己的问题。一旦达到这样的目的，就有理由不进行自我改变。在这种情况下，每当咨询师从各种角度提出建议或进行咨询时，他们都会说某些希望只是暂时的，或某些可能性对别人是有用的，对自己却不行，或某些道理自己已经知道了，说也是无益的等。有的求助者前来求助仅仅是为了证实他们自己的"价值"。其目的不是改变自己，解决自己面临的某些问题，而是反驳咨询师，从中获得某种满足。对于这种求助者，常常难以进行有效的咨询。

③阻抗来自求助者无发自内心的求治动机。有些求助者并非自愿做咨询，可能只是因为前来咨询，而本人没有改变自己的愿望。他们也"自愿"前来，但其内心深处

对咨询有抵触。这时，咨询往往难以进行或只在表层徘徊不前。对于这种没有咨询动机、被迫前来的人，咨询师首先要做的不是努力使之改变，而只需以循序渐进的方式使其认识内心的想法，并认识这种动机可能带来的消极结果。在这种认识的基础上，咨询师再激发其认识、解决自身问题的咨询动机。在个别情况下，当这种努力最终归于失败时，咨询师最好同意对方停止来访。但应告诉对方，心理咨询的大门永远是敞开着的，如果对方愿意，随时都可以得到帮助。

3. 处理阻抗现象

阻抗是抵抗咨询的力量，咨询师遇到阻抗时，如果不能识别或缺乏突破阻抗的方法技巧，就会使咨询失败，学会识别、突破阻抗是非常重要的技能。在处理阻抗时应注意以下几点：

（1）通过建立良好的咨询关系解除求助者的戒备心理。咨询师一方面要了解阻抗产生的原因和表现形式，以便在阻抗出现时能及时发现并进行处理；另一方面也不必"草木皆兵"，使咨询气氛过于紧张。咨询师不必把阻抗问题看得过于严重，似乎咨询会谈中处处有阻抗；若采取这种态度，可能会影响会谈的气氛及咨询关系。过分强调阻抗的结果，可能会把求助者当成咨询中的竞争对手，那样的话，咨询师的"成长动机"与求助者的"阻碍动机"将会使会谈变成一场争夺输赢的斗争。另外，咨询师即便发现了阻抗所在，也不能认为求助者是在有意识地给咨询设置障碍。咨询师还应注意，在求助者表示不愿接受某些建议或方法时，不能认为这些一定是某种阻抗，求助者可能会抵触改变自身，也可能会抵制有可能对其造成伤害的任何事物。因此，咨询师对求助者首先要做到共情、关注与理解，尽可能创造良好的咨询气氛，解除对方的顾虑，使其能开诚布公地谈论自己的问题。这实际上就是对阻抗的处理。

（2）正确进行心理诊断和分析。正确诊断及分析有助于减少阻抗的产生。求助者最初所谈可能仅仅是表层的问题，咨询师若能及早把握其深层问题，将有助于咨询的顺利进行。有时，求助者的某些人格特征，如攻击性、退缩性、暴躁或防御心理等很突出，不仅在平时的人际关系中表现充分，也会反映到会谈之中。此时，咨询师首先应有明确的认识。其次，利用可靠真诚的态度及高超的专业知识与技能取得对方的信任，排除会谈的阻抗。

此外，求助者的阻抗也与咨询师个人有关。求助者有时出于对咨询师的气愤，害怕某咨询师，或感到咨询师伤害了他，或对咨询师产生了移情等，也会对咨询产生阻抗。在这种情况下，咨询师必须首先了解阻抗产生的原因，并着手解决引起阻抗的自身的有关问题。对于阻抗，不同的情况要做不同处理。因此，对具体情况的明确分析就显得十分重要。

（3）以诚恳的态度帮助求助者正确对待阻抗。咨询师一旦确认存在阻抗，可以视情况把这种信息反馈给求助者。但一定要从帮助求助者的角度出发，并以诚恳的、与求助者共同探讨问题的态度向其提出。可以这样问："每当我提到你和丈夫的关系时，总没有得到正面的回答。你自己是怎么看这件事的？"或者这样说："我发现这两次的家庭作业你都没有做，而且你说根本就做不到。而当我们讨论做什么作业时，你都表示过愿意做，这是怎么回事呢？请你告诉我你是怎么想的。"咨询师进行信息反馈时，实际上要做这样几件事，首先是告诉对方某处可能存在着阻抗；其次是争取得到对方对此的一致看法，确认阻抗的存在；进而了解阻抗产生的原因，以解释阻抗。这样去处理各种阻抗问题，有助于减轻求助者的紧张、焦虑，使之以合作的态度共同探讨阻抗问题，千万不能以气愤的、指责的态度讲出诸如"你总是回避这个问题，这背后肯定还有什么问题"或"你说你很愿意改变自己，但每次布置的家庭作业你都不做，你这是用阻抗来妨碍咨询的进行"等话语来。有些求助者对咨询进展的抵抗十分强烈。对这种情况，一方面，咨询师要采取直接揭示其阻抗的方法（这与上述情况不同，不以一种直接的方式不足以对其阻抗产生影响）；另一方面要考虑对求助者进行较为长期的咨询。例如，"当我帮助你解决问题而你需要做出改变时，我感到有一种力量阻碍了咨询的进行，可能你也有类似的感觉，我想现在首先需要解决这个问题，否则咨询很难向前进行。你认为呢？"

（4）使用咨询技巧突破阻抗。咨询中常常遇到的阻抗是求助者不愿意付出努力进行改变。例如吸烟的求助者说"我知道吸烟不好，但我改不了"；一个玩游戏上瘾的求助者说"我知道玩游戏不好，我知道我应该改掉玩游戏的毛病，但我做不到"；一个与他人有婚外情的求助者说"我知道婚外情的危害，我知道这是害人害己，但我改不了"；"道理我知道，就是改变不过来"。知道吸烟、玩游戏、婚外情等不好，这是认知，但求助者没有行为改变，不能实现咨询目标，这些都是阻抗的后果。

咨询师要突破阻抗，首先要识别阻抗，了解阻抗产生的原因，还应具备相应的技巧。以上例子中求助者想改变自己，有明确的动机，但动机需要通过行为才能实现目标，而求助者缺乏的就是行为，不愿意付出行为努力，故而没有实现目标。求助者可能自己都不清楚问题所在，总在强调"改不了""做不到"，并形成暗示。反过来强化了"改不了""做不到"。最终导致恶性循环，致使问题依然存在。以往求助者的亲朋好友甚至咨询师总在正面激励求助者，企图突破阻抗："你只要努力，一定能做到"，"别人都改掉了毛病，你也一样能行"。这样的突破往往遭到求助者更严重的阻抗，越发苍白无力，注定没有效果。咨询师面对这种阻抗，需要掌握技巧，从求助者的阻抗背后给其致命一击，阻抗立即突破。咨询师："你想戒烟，请告诉我你为戒烟做了哪些努力？""你说你想改掉玩游戏机的习惯，请告诉我你做什么了？"求助者可能回答什么也没做，也可能回答做了一些，但这些与求助者的目标相差甚远。此时就暴露了矛盾，咨询师可以使用面质技术，促进求助者的统一。"你说你想戒烟，可又说到没有行为上的努力，这是存在矛盾的，你能进行解释吗？""你说你想改掉玩游戏的毛病，可你实际上什么也没做，前后存在着矛盾，你怎样进行解释呢？"面对这样的面质，求助者只能回答，想改变问题，但确实没想通过自己的努力去实现。咨询师的面质使求助者认识到不是自己不能改变，也不是自己做不到想做的，而是自己没有付出相应的努力。突破阻抗后咨询师促进了求助者的统一，或通过自己的行为努力实现目标，或接纳自己的行为放弃改变，改变了"改不了""做不到"的认知、自我暗示，也解决了想改变行为又不愿意做努力的内心冲突。

通过以上技巧，突破了阻抗，也使咨询师、求助者对阻抗有了深刻的认识。阻抗是求助者对于自我变化、自我暴露的精神防御，是来自求助者的抵抗咨询的力量。求助者通过阻抗可以成功地保护自己。如一个吸烟的求助者如果告诉亲朋好友自己不想戒烟，必然遭到指责、打击。但如果告诉别人，自己很想戒烟，但就是戒不了，则将戒不了烟的原因成功转移了，自己可以免受打击，还能悠然自得地吸烟，求助者何乐而不为呢？而且受"戒不了"暗示的影响，求助者信以为真，也不愿意付出努力了，阻抗就这样产生了。同理，一个沉浸于游戏的学生如果告诉家长，自己不想改掉玩游戏的毛病，同样会遭到指责、打击。但如果告诉家长自己很想改，但就是改不了，则改不了的原因就不在自己，家长也无可奈何，这样就保护自己免受打击，还能继续玩。"改不了""做不到"成为不去努力的"挡箭牌"，这是阻抗的本质原因。

应对阻抗的主要目的在于解释阻抗，了解阻抗产生的原因，以便最终突破阻抗，使咨询取得进展。突破阻抗的关键要调动求助者的积极性，使之能与咨询师一同寻找阻抗的来源，认清阻抗产生的根源。弗洛伊德认为克服阻抗，解释是重要的武器，要分析、解释阻抗的表现和性质，并向求助者说明无意识阻抗的真实意义，反复进行长期的修通工作。克服阻抗不是一件轻而易举的工作，需要进行反复多次的解释和讨论，直至求助者对此真正领悟为止。

课后练习

1.阻抗的本质是（　　　　）

A.求助者对于心理咨询过程中自我暴露和自我改变的抵抗

B.求助者对于咨询师的反感和抵制

C.咨询师对求助者异常行为的阻拦

D. 咨询过程中出现的异常情况的总称

2. 在讲话程度上，最常见的阻抗的表现形式是（　　）

A. 寡言

B. 沉默

C. 赘言

D. 抵触

3. 求助者在咨询情境中把原有情绪转移到咨询师身上的现象是（　　）

A. 共情

B. 关注

C. 移情

D. 投射

参考答案：1.A　2.B　3.C

第八单元　咨询效果评估

一、阶段小结与效果巩固

（一）学习目标

掌握阶段性小结的时机和内容，学会如何进行阶段性小结，巩固咨询效果。

（二）工作程序与相关知识

咨询中，做好阶段性的小结是非常必要的。通过阶段小结，使求助者的问题更加清晰，目标更加明确，促进咨询顺利进行。阶段性小结可以分为每次咨询结束时的小结或几次咨询结束后的小结等。

1. 每次咨询效果小结

心理咨询常常不是一次完成的，可能要经过若干次，而每一次都将有若干阶段。而若干次咨询又构成全部咨询的其中一段。咨询师应及时对每一次、每一段咨询的状况及效果进行小结，便于总结经验，并做出必要的调整。

阶段小结包括咨询师的小结、求助者的小结和来自双方共同的讨论。咨询师的小结主要应侧重对求助者问题的把握是否准确，所采取的步骤、方法等是否合理和有效，帮助求助者实现了哪些咨询目标，求助者获得了哪些成长，还存在哪些阻碍因素以及咨询过程中自己的言行是否得当等。

求助者的小结应包括自己是否积极与咨询师配合，是否把相关信息告诉了咨询师，是否很好地理解并接受了咨询师提供的帮助，是否对自身的问题进行了探索，通过咨询在哪些方面发生了变化，通过变化自己获得哪些成长，有何体验和感受，目前有哪些咨询目标还没有实现，没有实现的原因有哪些等。

双方共同的小结应包括交流咨询的体验和感受，已经实现的咨询目标，目前仍然存在的问题等，还包括商议下一步咨询的有关内容。进行共同小结时，咨询师应充分肯定求助者在咨询过程中的良好表现和取得的每一点进步："你开始意识到自己不是人际交往能力不足，而是自己不敢去交往，这一转变很重要。""我很高兴你今天与我交流时不再那么紧张了，我相信你只要这样去做，与人交往时就会越来越坦然的。"咨询师的鼓励肯定会提高求助者的信心，增加求助的动机，也进一步提高了改变自我的积极性。这种小结也是对咨询师的一种自我鼓舞。

无论是谁的小结，都应紧紧围绕着咨询目标进行，离开咨询目标的小结没有实际意义。

2. 商讨下一步咨询的任务

一次咨询结束后，特别是一段时间的咨询后，咨询师和求助者应该对照咨询方案，检验是否已经取得了阶段性的成效，并探讨前一阶段咨询过程中，尚未达到的目标、还未解决的问题，还应分析原因，是否咨询目标存在问题，是否遇到了阻抗，阻抗产生的表现形式及原因等，找到原因后，应采取相应的对策解决。

每次咨询结束时，咨询师应该与求助者探讨下一次（段）咨询的任务及需解决的问题："我们已经详细地交流了引起你不良情绪的事件，基本理清了事情的发展过程，但这件事情如何会对你产生如此重要的影响，你回去后认真探讨，下一次我们再具体分析讨论，你看怎么样？"

3. 布置家庭作业

咨询师应该帮助求助者理解，求助者通过咨询获得成长，解决自身问题，不仅仅是在咨询室中进行，更为重要的是在日常生活中完成。因此不少咨询流派都强调要给求助者布置"作业"，例如记日记、写感受、做各种练习等，并把这视为进一步巩固和扩大咨询效果的重要措施。就像学校，不仅需要课堂的教学，还需要课后复习及各种实践练习。咨询师给求助者布置的作业，其形式和内容可以多样。例如，咨询后的体会与收获，对咨询意见的思考，心理问题的进一步剖析，平时自己的实践体验与感受，前一阶段咨询效果的自我评估，有哪些改变和进步，还存在哪些问题，下一阶段咨询工作的建议等。求助者完成作业的过程既是自我分析、自我领悟、自我改变、自我提高的过程，也是咨询师深入了解求助者及其心理问题和咨询效果的过程，做作业使咨询从特定的咨询时间和场所延续到了更广阔的时空中。

4. 正视与处理咨询中的反复现象

心理咨询是一个过程，其间求助者出现反复是常见的。咨询师和求助者都应该有心理准备。有时，求助者在咨询室里觉得自己的问题解决了，可回到现实中感觉问题依然存在；前一阶段症状减轻了，可后一阶段状况又出现或更为严重了，这时咨询师自己要有信心和耐心，不可表现出不耐烦、冷漠，不可横加批评、指责。而且，咨询师还要帮助求助者树立起信心："如同任何事物的发展都是螺旋式上升一样，心理问题的解决也是如此。你的问题看起来好像又回到了起点，但你仔细想想，就会发现你已经不是刚接受咨询时的你了，你已经有了比较大的进步，比如 …… 现在遇到的这种反复是咨询过程中的常见现象，它预示着更大的突破将要来临。"此时，要多分析，特别是让其认识到自己的成长，了解咨询的反复性，以维持和巩固咨询动机，增强信心。

遇到反复甚至倒退，咨询师要分析具体原因，是咨询中出现了失误，还是求助者遇到了新的困难，或者是改变过程中的阵痛或暂时的倒退。明确原因后，就可以进行有针对性的处理。咨询经验证明，越是出现反复或倒退的时候，就越是有希望出现突破的时候。

5. 处理咨询失误通过

追踪研究，一般会发现以下四种咨询结果：

第一，求助者存在的问题已顺利解决，实现了咨询目标，求助者的适应能力明显提高，表明咨询效果显著。

第二，求助者存在的问题大部分解决了，大部分咨询目标实现了，表明咨询效果较好。

第三，求助者存在的问题解决了小部分，主要问题依然存在，咨询目标大部分没有实现，表明咨询仅有一定的效果。

第四，求助者存在的问题基本没有解决，咨询目标基本没有实现，表明咨询效果不明显。

如果出现上述第一、第二种情况，基本不需要特殊处理。针对第三、第四种情况，咨询师应认真分析原因，是否咨询师诊断有误或处置方法不当，或者是求助者没有积极配合，努力不够，或未听取咨询师的意见，未按咨询师的要求去做，或咨询目标过高等，或咨询中出现了新的问题，从而出现反复，没有取得咨询效果。

如果问题出在咨询师身上，咨询师应认真地反思咨询的每一个环节，找出失误之处，必要时可进行督导，制定新的方案和咨询目标。如果主要是求助者的问题，也要搞清具体原因，并采取针对性的咨询策略。有时看起来问题出在求助者身上，但可能是咨询师的原因，咨询师要仔细考虑自己是否及时地注意到了求助者的反应并做了必要的调整，是否促使求助者认真思考和实践了等。如果是由于反复所致，需要进一步咨询，巩固已经取得的成果。如果是因为遇到新的问题而使咨询效果减弱，则要分析求助者的进步是否还不牢固，是否未能把学到的东西举一反三，没有实现咨询效果的迁移。对此，咨询师要有的放矢地帮助求助者提高分析问题、解决问题的能力。

有时，咨询师可能由于自己的能力和经验等原因不能满足某项咨询工作的要求，这时，咨询师应及时终止咨询关系，并在求助者同意的情况下，将其介绍给其他合适的咨询师或相关机构。

二、咨询效果评估

（一）学习目标

理解并掌握评估咨询效果的时间、内容及评估指标，学会咨询效果评估的方法。

（二）工作程序

1.咨询效果评估的时间点

心理咨询效果评估不是一定要到咨询结束时才进行，在咨询过程中就应该不断地总结、评估咨询效果，及时对咨询进行调整。但结束前的评估是对整个咨询过程效果的评价，显得更全面、更重要。咨询效果评估可以在咨询的任何时间内进行。

2.咨询效果评估的内容

咨询效果的评价内容应围绕咨询目标展开，只有实现咨询目标，才是咨询效果的直接体现。

3.咨询效果评估的维度（或指标）

咨询效果评估可以采用以下六个维度进行：

第一，求助者对咨询效果的自我评估（自评）。尽管这一指标是主观的，但却是评估效果最直接、最有效的指标之一。求助者因为存在具体或心理问题，前来寻求咨询师的帮助，经过一段时间的心理咨询，求助者自己可以感到心理问题或症状是否有了缓解或改变。例如，求助者原来认为自己害怕的事情现在不再害怕了，原来无法接受现在开始接受了，对自己的满意度提高了。

第二，求助者的社会功能恢复情况。求助者原有心理问题影响到社会功能，经过咨询，求助者的社会功能恢复了。例如，开始正常上班、上学，可以与人正常交往相处、工作、学习效率提高等。

第三，求助者周围人士特别是家人、朋友和同事对求助者的评定（他评）。例如，他人报告求助者不再乱发脾气、摔东西，与父母或孩子的关系融洽了。

第四，求助者咨询前后心理测量结果的比较。例如通过咨询，求助者某些心理症状的量表分数得到改变，表明咨询取得了哪些效果。

第五，咨询师的观察与评定。根据咨询师的观察，求助者在情绪、认知和行为等方面的变化，如自我评价更积极、敢于面对困难等。

第六，求助者某些症状的改善程度。困扰求助者的心理、生理症状的改善情况也可以是评价咨询效果的指标之一。例如，求助者因为离不离婚的问题非常焦虑，也表现出入睡困难等躯体症状。通过咨询，求助者解决了内心冲突问题，焦虑症状缓解了，入睡时间缩短了，这也能作为评估咨询效果的维度或指标。

以上评估咨询效果的维度或指标可以单独使用，也可以综合使用。为了避免出现偏差，应尽可能多地从多个维度或指标进行评估。需要说明的是，虽然求助者对咨询效果的评估是心理咨询效果评估不可缺少的，是其体验的反映，但这只是一种粗略的总体评价。因为它作为求助者的一种主观评定，可能受到很多因素的影响，如求助者的自我意识水平、言语表达能力、社会赞许性、移情的作用和咨询师隐含的压力等，所以导致求助者的主观体验与实际效果之间可能存在一定的差异。同样，虽然咨询师受过专业训练，比较详细地了解了求助者的情况，能运用多种有效的工具对求助者心理问题或症状的减轻程度及社会功能的恢复情况等进行评估，咨询师的评估相对较为客观，但这种评估往往也会受咨询师自己主观因素的影响而发生偏差。因此，必须采用多种维度或指标的评估，才能对咨询结果做出科学、客观的评估。

4. 咨询效果的阶段性、全程性分析

一个完整的心理咨询过程是由若干次咨询及一系列步骤所组成的。如何使每次咨询既有独立性又有连续性，达到循序渐进、步步提高的效果，是需要咨询师好好把握的问题。每次咨询都应该有一个相对完整的过程，有咨询目标、有进入、有高潮、有收尾，形成一个相对独立的咨询单元。

每次咨询都应体现出一定的效果，只有这样，求助者才会有信心继续咨询。特别是在中国目前的情况下，咨询次数很大程度上取决于求助者，如果没有咨询效果，有的求助者可能不再前来咨询了，而如果有些求助者的问题只需一次就能解决，也没必要再让求助者浪费时间和精力。因此，每次咨询都有一定的独立性，有始有终，有一定的效果，那么最后实现咨询目标或求助者症状的改善都会变成水到渠成的事。

（三）相关知识

在评价心理咨询效果时，会遇到许多不同的条件和复杂的因素，因而造成对咨询效果评价的困难以及一系列矛盾的结果。

1. 咨询效果的标准问题

如何确定一个求助者的心理状况好转或痊愈呢？通常是靠求助者自己的主观报告和咨询师的报告，但两者都不一定可靠。与躯体疾病不同，求助者的（特别是心理异常者的）报告有时缺乏可信度。有许多原因可以使求助者声称自己有所好转或已经痊愈了。临床心理学所谓"您好—再见"效应，在心理咨询中确实存在。即求助者最先来咨询时，常下意识地表示自己的问题很严重，希望得到帮助，随着咨询的进行，求助者得知咨询师的方法已用得差不多，或者对咨询师产生怀疑，或不愿得到心理帮助时，求助者就叙述自己的感觉好多了，声称受益于咨询，感谢咨询师，再见道别了。这很难真实地反映咨询效果，实际上求助者的报告无非是出于社会期望的动机。至于咨询师方面的评价，有时也存在很多问题。因为疗效标准取决于各咨询学派的不同理论。精神分析学派将疗效部分地定义为能够在意识领域内体验到原先是潜意识的感受和思想，而行为主义学派则设法克服由特定境遇引起的症状，他们感兴趣的不是潜意识与意识体验的关系，而是患有广场恐惧症或社交恐惧症的求助者能不能走出家门与人交往，并感受到交往的快乐。进一步说，咨询效果的评估并不是单一的，按不同的评价标准可以有不同的结果。

2. 安慰剂作用

曾有研究报告表明，65 个精神科患者在服用无任何作用的"药物"之后，竟有一半人的症状显著好转。研究者认为，这一现象是患者对治愈的期望产生的，这种安慰剂效应在心理咨询中也存在。有人曾对安慰剂的作用做过分析，认为例如经典精神分析的效应源于求助者的选择、消除对罪恶感的疑虑、结束咨询等因素。即选择过程使人们产生最大的咨询反应；消除疑虑强调了求助者没有白费时间，成效是水到渠成的；咨询即将结束，咨询能够告终就是证明求助者已经"治愈"了。

3. 相互作用的复杂性

在心理咨询过程中双方的交互作用是不停顿的，他们之间的关系对心理咨询产生的后果也是连续的。求助者在接受心理咨询的同时，也可能接受其他人的帮助，这就给评定咨询效果带来了另一个难题。咨询进程中的进步或许是受益于其他人的帮助，或者是因为生活处境的改善，也可能是心理咨询转变了求助者的态度和行为的结果。于是，确定咨询效果产生的原因就变得很复杂了。

在评定心理咨询效果时，除了上面讲到的困难外，还有其他值得注意的因素，如求助者预先经过选择的问题，诊断和咨询不够确切或错误的问题，用于说明咨询效果的被试样本的问题，评定咨询效果所用的方法以及前述自然缓解问题等。

如果要对心理咨询的效果进行客观研究，应做好以下四个方面的工作：

第一，设对照组。除了咨询组作为研究对象外，还需要设立未做咨询的组进行对照研究。而且，对照组在动机、年龄、性别、问题类型及严重程度和病程长短等方面，都应尽量与咨询组相似。

第二，随机安排。然后，应随机分配求助者到咨询组及非咨询组，最好是两组人都不知道谁正在接受咨询。但问题是在采用药物治疗时，这样做并不难，只要让一组人真的服药，另一组人则给安慰剂就可以了。可是这种双盲法用在心理咨询中时，比如运用行为疗法和精神分析疗法时，几乎无法仿效。在这种情况下，最好跟那些尚未咨询的求助者说，他们被安排在下一批，还要等几个月。

第三，客观评分。对料想到可能发生变化的行为应事先讲清楚。咨询前、咨询中及咨询后，对那些关键性的变化（如焦虑、性欲、社会能力等）必须由客观的观察者采用可靠的技术进行评价。求助者和咨询师的报告都不一定可靠，考虑咨询师的胜任能力，应由最有能力的咨询专家选用最适合的咨询方法。这样一旦咨询失败，既不能埋怨咨询师缺乏经验，也不会责备咨询方法不合适。

第四，进行随访。咨询开始 3～6 个月后，咨询结束时，数年之后，都要对疗效进行评价，这样才能说明心理咨询的近期疗效和远期疗效。

尽管从理想的角度说应符合以上研究条件，但是现实中还没有一种研究能完全符合上述理想标准，因为求助者不是实验用的动物。随机挑选的对照组也不能推迟到两年以后再进行咨询，即使推迟几个月也难。在人与人之间进行比较，或在不正常的行为之间进行比较，都是很困难的。同时，通过咨询而发生的确切变化也难以完全表述清楚。

然而，至今所积累的研究证据还是能说明心理咨询的有效性的。进一步的研究认为，所有的心理咨询方法均是有效的，但只有根据不同的求助者和他们具体的心理问题慎重地选用最合适的咨询方式、方法，才能发挥它们最大的效用。Luborsky 等人 1975 年回顾了大量已发表的文献，研究了包括行为疗法、心理动力学疗法、医药疗法等，试图从另外一个角度来评价心理咨询。结果发现，所有的疗法均能起作用，但它们对不同的心理问题所起的作用不同。例如，行为主义疗法比求助者中心疗法更适用于治疗恐惧症，对心身疾病最有效的方法则是心理动力学疗法加药物。为此，寻求某种咨询方法所对应的适应证或某种问题的最佳解决方法，是许多咨询师努力的目标，也是提高咨询效果的重要保证。但目前还没有发现哪一种方法总是优于其他方法，更没有一种方法是可以解决各种求助者的各种问题的，即使所有的心理咨询方法加起来，再配以一流的心理咨询专家，也总会有些问题难以解决。

由于不同的咨询方法常会产生相同的效果，因而研究不同方法均起作用的共同因素，对提高咨询效果、把握咨询实质就很有意义。其实，各种形式的心理咨询间的共同性远远超过其表面差异。英国的 S. Brook（1986）曾指出，通常决定咨询效果的主要是各种原理和方法的共同功能，而不是它们不同的内容。这些共同功能使求助者摆脱孤立感，重新燃起希望之火，提供新的信息作为认识性和经验性学习的基础，激发情绪，使求助者产生支配成功的体验，应用他所学到的东西——所有这些交织在一起，振奋人心，从而帮助求助者重新树立起信念。也可以从以下三方面来分析制约心理咨询有效性的因素：一是一般性有效因素，如求助者希望改善自身状况的动机，对咨询师的信心，因得到帮助而产生的希望以及咨询师的尊重、关切等；二是特殊性有效因素，即针对性的咨询所产生的效果；三是求助者本身的潜在适应能力与生长、复愈的能力。在一个完整的咨询过程中，这三方面的因素是同时起作用的。

所以，如果一个咨询师的方法不能使求助者获益，不一定是理论、方法的过错，有可能是求助者不能适应咨询师所采取的方法或咨询师应用方法不当所致。不同的咨询方法均有其适应证，寻求某种方法所对应的适应证或某种问题的最佳解决方法是许多咨询师致力的目标。只有根据具体的求助者和具体的问题慎重选用最适合的方法，咨询才能发挥最大效益。

心理咨询的效果常常通过以下机制起作用。宣泄、疏导求助者的情感而缓解情绪压力；鼓励求助者倾诉内心痛苦并进行有针对性的指导；探寻求助者的潜意识并使求助者领悟；协助求助者改进认知结构，学会合理思维；通过学习与训练来建立积极、合理、有效的行为模式；帮助求助者排除心理行为障碍，促进自然复愈与成长等。

心理咨询的效果可视为咨询师、求助者与咨询方法三者的函数，它们相互作用，共同影响咨询效果。然而，进一步的问题是，三者之中，哪些可能对结果最有影响。有研究认为，一些咨询师比另一些咨询师的咨询效果更好，不管使用的方法如何，有经验的咨询师通常比没有经验的更有成效。也有人认为，咨询成功的决定因素是求助者和咨询师的个人特质以及他们之间的相互作用。

基于国外学者关于有效性因素的分析，结合国内的研究和实践，可把各种心理咨询方法有效的共同因素归纳如下：

第一，咨询师与求助者之间建立的和谐、信任的咨询关系，是最基本的共同特点。A . Storr（1979）把这种关系称为"人际交往的专业"关系。

第二，求助者的强烈求治动机、积极态度，自己探索改变的信心和自觉性。Bergin 和 Lambert 指出，求助者原已具有的因素，如要求咨询的动机等，是影响咨询效果的最大变量。

第三，有一套双方都相信的理论和方法。B．D. Beitman（1989）认为，最重要的并不在于如何精确无误地发现求助者的问题，而是如何对问题作出合乎逻辑的解释。

第四，咨询师本身的特征。准确的共情、不求报偿的热情与诚恳、丰富的理论基础、娴熟的咨询技巧等对于能否取得积极的咨询效果是很重要的（E. Bourme，1976）。而对求助者的调查大多表明，他们强调咨询师应该是善于理解人、接纳人、尊重人、鼓励人的朋友，是乐于助人、令人信赖的人。同慈祥、善良的形象相比，技术手段就显得次要了（S.Brook，1984）。

第五，促进求助者的认知改变、情绪调节、行为改善。一切咨询的最终目的都在于启发求助者的主宰意识和激发应变能力，大多数学派都承认这是一个基本要领。虽然各种学派、方法在理论上存在较大分歧，立足于自己的某一点，然而从广义上讲，实践中所有产生良好效果的方法都是注重行为，以求助者为中心，有心理分析，又合乎人性，并把求助者视为一个整体。这一点越来越成为现代心理咨询理论和方法的基础。

尽管准确地评价心理咨询效果并不是一件容易的事，但是仍然可以依据求助者自己的叙述、判断，也可根据他人的观察或者咨询师自己的判断来衡量，尤其是根据求助者的态度和行为或社会适应的状况来分析，此外，也可借助于心理测量等手段进行。咨询效果的判断可以从多方面进行，即主观的或客观的，包括症状、心理状态、行为方式、适应机制、人格成熟，等等。一般来说，只有在综合分析所有材料的基础上，才能做出比较全面、客观、准确的评价。一个比较理想的咨询过程，其效果表现为从外到里，由浅入深。初期咨询效果表现为自觉状态的改善，中期效果表现为行为表层的好转，后期效果表现为人格趋于成熟。

（四）注意事项

第一，在评估咨询效果时要注意以下可能出现的情况。通常来说，有些求助者在咨询刚开始时就明显地表现出一时的明显改善，犹如"蜜月"反应似的，显著地减轻不安、烦恼、忧郁等情绪上的症状。这样的情形可能有几种原因：其中一种是由于跟咨询师接触，觉得可以依靠咨询师解决问题，因而感到放心和放松。有的是想讨好咨询师，马上描述症状的改善或问题的解除，让咨询师觉得咨询有效而高兴，以换取咨询师对自己的进一步关注。无论如何，这种初期的改善是暂时性的。只表现在症状方面的减轻，但不是长久性的变化。蜜月反应过后，就又恢复到原有问题状态。然后随着咨询的进行而重新开始缓慢地出现效果。首先呈现的是症状的减轻，接着可以观察到行为方面的改进，同时也可以逐渐发觉求助者对事情的看法与价值观的修正，等等。这样的改善可以呈现起伏的过程，一时好，一时坏，然后逐步往复愈的方向进行。到了末期，经过长久的时间，才能开始发觉性格上的轻度改变，表现出明显的咨询效果。这种性格上的改变只有在年轻人身上才容易发觉，而且有时是咨询过程停止后，在数年后的追踪调查时才可以发觉。总之，在咨询过程中，可以观察到求助者随着时间的推移发生的不同性质的改变。

第二，求助者症状改善与问题的解决，也可能经由咨询以外的诸多因素而发生。最显然的就是所谓自然复愈。大多个体都有自己恢复原状的能力，只要时间足够，就可利用本身的能力而恢复健康的状态。有许多人没有经历咨询的过程仍可复愈，有些就是实际生活环境里所产生的外来因素影响了人们的心理状态，例如，跟闹翻了的恋人又和好了，老师或领导的态度改变了，所欠的债偿还了，或者原来所患的躯体疾病恢复了等，都可以直接或间接地帮助求助者改善状态。相反，所经营的生意倒闭，发现配偶的婚外情，夫妻决定分居，和恋人分手，家人去世，考试失败等这些生活上的打击都可以严重地影响求助者的心理，即使咨询进行得适宜，仍会使心理症状与问题恶化。因此，在评估咨询疗效时，需要动态地、全面地分析各种有关因素。

三、咨询关系的匹配与转介处理

（一）学习目标

理解和掌握咨询关系匹配的重要意义，掌握匹配的内容和如何达到匹配的方法，学会对咨询关系不匹配的转介处理。

（二）工作程序与相关知识

心理咨询是咨询师的职业活动，心理咨询应该体现出让双方满意的咨询效果，为更好地体现咨询效果，咨询关系的匹配是非常重要的。

1. 选择合适的咨询对象

并非所有的求助者都适合咨询，也不是适合咨询的求助者都适合于每一位咨询师，求助者的某些个人因素可能直接影响咨询效果，咨询师与求助者之间也存在互相选择的问题，这些都属于咨询关系匹配的问题。咨询师要知道什么样的求助者适合咨询，什么样的求助者、什么样的心理问题适合自己，否则就可能事倍功半或者无效，甚至还可能带来副作用。一般来说，适宜的求助者应具备以下八个条件：

（1）动机。对咨询动机的正确含义可理解为，求助者希望通过咨询来改变自己，而不只是来满足咨询的欲望。有无咨询动机直接影响咨询效果，咨询动机越强烈，就越容易达到咨询双方的紧密配合，就越容易取得效果。那些没有咨询动机或经咨询师反复做工作后仍缺乏改变自身状态动机的人，一般不适宜进行咨询。

除了动机强度外，动机的方向性也很重要。也就是说，来咨询的目的确实是调整自己的某种状况，而不是别的，才可能会有满意的效果。而有些求助者来咨询，仅仅是为了能见到某位咨询师，或者是为了获得心理安慰和满足，而并不想改变什么。有些求助者寻求咨询，是把咨询室作为避难室。例如有一位学生虽然经常咨询，但却只是为了向自己和他人证明"我是有病的人"，从而逃避来自学习的压力，或减轻因成绩下降产生的愧疚心理，减少他人对自己的不良评价，以求得周围人的同情和谅解；还有一位四处求职的青年经常咨询，只是为了向父母表明"我在积极寻找职业"，可内心深处却害怕，不愿去工作。

因此，咨询师在咨询前应判明求助者的真实动机，否则很可能无法实现咨询目标。若发现求助者动机不端正，应首先设法调整其动机，或者终止咨询。

（2）人格正常。求助者的人格大致正常，无明显的人格障碍。因为求助者的人格障碍既可能阻碍咨询关系的建立，也会影响咨询的进行。一般认为，人格障碍的矫正比较困难。有人格障碍的求助者的人格障碍既是症状，也是导致其他心理问题的重要原因之一。具有偏执人格特征的求助者很难实现咨询目标。那些较乐观、开朗、坚强、合群的求助者，更容易从咨询中得到帮助。因此有效的咨询需要以人格正常为基础。

（3）信任度高。求助者对心理咨询、咨询师以及咨询师所持理论和方法应抱有较高的信任度。求助者越是相信咨询是有效的、咨询师是优秀的、某种咨询理论和方法是正确的，则咨询效果越好。因为咨询是一种心理过程，与暗示有关，"信则灵"在咨询中是有道理的。若求助者对咨询或咨询师、咨询意见半信半疑，则效果就将大受影响。

（4）行动自觉。心理咨询是一个双方共同投入的过程，求助者不仅要有求治的动机，而且要有与咨询师合作的诚意，愿意在咨询师的指导下充分发挥自己的主观能动性，能够按照咨询师的意见采取切实的行动，只有这样才能取得良好的咨询效果。

（5）匹配性好。匹配性是指求助者与咨询师的相互接受程度。求助者的一般情况可能多种多样但只要与咨询师的专长相吻合，就可以算作适宜的求助者。因此，求助者与咨询师之间的匹配性十分重要。某些咨询师特别擅长于针对某一类人群（如大学生、公司职员、离异妇女等）、某一类问题（如性心理障碍、社交恐惧、学习态度等）、某一种理论（如精神分析理论、行为主义理论等）、某一种方法（如支持疗法、脱敏疗法等），若求助者的个体特征正好与咨询师的专长相吻合，则更容易取得咨询效果，这样的求助者对某一位咨询师来说就特别适宜。

（6）智力正常。已有的研究表明，智力与是否出现心理问题或障碍之间不存在线性关系。即求助者的智力水平高低，与容易或不容易产生心理问题或障碍之间没有一定的联系。但心理咨询要求求助者具有正常的智力水平。只有如此，求助者才能够叙述自己的问题和情况，并能理解咨询师的表达，进行自我探索和改变等。因此，一定的智力水平是必需的，否则咨询将会异常艰难。一般来说，智力水平越高，文化水平层次较高，越适合咨询。咨询师采用深入分析、说理和探讨的方式，对于文化水平较高、理解力较强的求助者来说将更适宜；对于文化程度较低者，则应根据求助者所关心的问题进行简明扼要、针对性强和生动形象的解释，并运用成功案例现身说法，或给予适当的暗示等。

（7）年龄适宜。一般说来，青年人比其他年龄段的求助者更适合进行心理咨询。一方面，青年相对于少年、儿童来说有更好的认知能力和成熟程度，容易表达，也容易领会和接受；另一方面，青年相对于中老年来说可塑性更大，还没有完全牢固地形成自己的行为方式和思维习惯；再者，他们多为适应不良和情绪性问题，受消极情绪和负性行为的强化为时不长，与儿时经验的间隔时间还不太遥远，比中老年人容易挖掘。当然不是别的年龄段就不适宜咨询，每个年龄段就适宜性而言都有长处和短处，有些问题更是只为某个年龄段所特有。

（8）内容合适。并不是所有与心理有关的问题都属于心理咨询范围。有些内容特别适合心理咨询，有些则不太适合。在此，需要将心理咨询与心理治疗结合起来一起考虑。

处于发作期的精神病患者，由于与外界接触不良，缺乏自知能力，难以建立人际关系，因此，一般不属于心理咨询范围。但恢复期和康复后的精神病患者可以从心理咨询中获益。

一般来说，心因性疾病、神经症、行为障碍、心身疾病等都属于心理咨询的范围，尤其与社会心理应激有关的各种适应不良、情绪调节、心理教育与发展等内容更适宜心理咨询。

2. 判断求助者是否适宜自己咨询

有些人不属于或一般情况下不属于心理咨询的对象，比如发作期的精神病人、躯体疾病为主的求助者、弱智儿童，等等。遇到这种情况，应介绍他们去更适合治疗的地方。就某位特定的咨询师来说，并非所有适合咨询的求助者都适宜于自己。其中，有些求助者是特别适宜的，咨询师熟悉这类求助者的生活背景，对其所遇问题的解决方法也轻车熟路，彼此有相近的价值观念和个性特征，容易产生信任感、亲切感，也有些求助者是一般适宜的，实际上这类人所占的比例最大。咨询师对这些求助者需要不间断地加深了解，增强适宜性。一般来说，都可以取得较好的效果。但是，也有少数求助者对特定的咨询师来说是不适宜的，或者说是比较不适宜的。这种不相适宜的情况可大致归纳为以下三类：

（1）欠缺型。由于咨询师受训的重点和擅长的内容有所不同，因而对某些类型的咨询内容很可能不懂、不擅长。

有些求助者的问题涉及精神疾病范畴，咨询师有可能具备一定的精神医学知识，但并不具备这方面的咨询能力，需要及时介绍病人到更适合的部门去，以免因耽误时机而产生不良后果。不仅如此，人员的搭配也很重要。一个年轻咨询师去咨询老年夫妻间的矛盾或许不如一位有阅历的中老年咨询师更可靠；有些咨询师不善于对儿童咨询；有些不善于对年轻女性咨询。所以，人尽其才，是提高咨询效率的重要途径之一，也是职业道德的要求。

（2）忌讳型。忌讳型是指有些咨询师在价值观念、情感方式上很可能对某些求助者、某些咨询内容持有一定程度的敏感、偏见和忌讳，这种情况很容易影响咨询效果。

事实上，咨询师本人也应经常接受督导，以提高自己的心理健康水平，以便能更宽容地接受各种不同的价值观念和思维方式。

（3）冲突型。咨询师与求助者可能在个性等方面存在着某种不协调，甚至存在明显的冲突。例如：有的咨询师对那些盛气凌人、咄咄逼人、爱指手画脚的求助者感到不适应；有些则对那些过于内向、谈吐畏缩的求助者很不习惯；有些对求助者的移情感到害怕。另一种情况是有些求助者对咨询师信奉的某种理论方法持不信任态度，那么就不能使用该方法咨询，比如，有些求助者对弗洛伊德的精神分析印象不好，故不愿接受释梦、自由联想等方法，如同迷信中医的人可能不愿接受西医治疗一样。

3. 对咨询关系不匹配的处理

对于上述第一种咨询师欠缺的情况，可以进行转介，当不能顺利转介给其他合适的咨询师时，咨询师也可以凭借自己的咨询经验，去尝试着理解并帮助求助者解决心理问题，对于自己没有把握的咨询内容，不要急于发表意见，而要先听取求助者的叙述，明确问题的实质。在第一次咨询结束后，可以尽快查阅相关资料。或询问有关专家，同时深入思考。事实上，许多从事心理咨询的专家就是在这种由不会到会、由知之甚少到了解更多的过程中成长起来的。重要的是善于学习，以科学的态度去大胆实践。

对于第二种咨询师忌讳的情况，咨询师应坚持价值中立的原则，不批评职责求助者，并主动调整自己对求助者问题的看法以及自己的情绪。心理咨询是一种比较特殊的助人活动，它需要咨询师站在求助者的角度去思考问题，最大限度地去理解和接纳对方。咨询师在咨询时应有良好的接纳能力，这是咨询师的职业要求。咨询师要尽量使自己保持客观、中立、理性的态度。

在第三种咨询师冲突的情况下，咨询师不应以自己的好恶、是非观念为评判标准，应善于接纳不同类型的求助者，避免与求助者在个性和观点上发生冲突。

咨询师如果由于种种原因，无法与求助者较好地匹配，有可能影响到咨询效果。在这种情况下，比较明智的办法就是转介。

转介是指当咨询中出现某些不适宜咨询的情况时，咨询师将求助者转介给其他咨询师，由其他咨询师帮助求助者解决心理问题。转介是一种职业的做法，是符合职业的理念和要求的。

（1）调整咨询关系的匹配程度。求助者的特征正好符合咨询师的需要，这是一种比较理想的情况。但咨询实践中可能不一定经常遇到这种匹配的情况。因此咨询师在工作中要学会调适，使两者尽可能达到比较匹配。调适的基本思路是咨询师去适应求助者，而不是相反。

（2）在无法实现匹配的情况下转介。对于有些求助者来说，咨询师越早发现问题并及时采取有针对性的咨询策略，就越可能提供有效的帮助，否则将可能耽误时机，加重症状，酿成不良后果。为此，咨询师如发现自己与求助者有明显不相适宜之处，或发现自己确实不善处理时，就应以高度的责任感和良好的职业道德，尽快将求助者转介给其他更加合适的咨询师，或及时终止咨询，推荐其去寻找更有效的帮助。

转介是咨询过程中经常遇到的问题。咨询师因知识、技术和经验等原因，要想满足各种求助者的需要是非常困难的。加之咨询师也是普通人，亦存在自身烦恼、困惑和弱点。因此，咨询师既要认识自己的长处，也要认清自身不足，在工作中扬长避短，不宜勉强接受那些并不擅长或难以处理的案例，尤其是对已确定或经尝试后证明效果不佳的案例更应如此。咨询师应实事求是地认识自己的咨询能力，不要做超出能力范围的咨询。

有些咨询师担心向同行求助会影响自己在同行和求助者心中的地位、形象而勉为其难；或随便给求助者一个解释，泛泛而谈，无关痛痒；或"大事化小，小事化了"，做些表面文章。咨询师应该理解，转介是一件十分正常的事情，是职业所允许的，而自认为能包打天下、什么问题都能解决，才是一种不正常的心态。还有一些咨询师将以前从未遇见或较少遇见的个案当作"试验品"，对求助者咨询心中无数，甚至明知自己无能为力还要勉为其难。这种做法极为不妥，也是不负责任的行为。

因为咨询关系不匹配，咨询师难以胜任咨询，或咨询师因工作变动、较长时间不在岗位等情况，需要进行转介。

4. 转介的注意事项

有些咨询师认为转介不过是给求助者再推荐一个咨询师而已。其实问题并非这么简单。当把求助者推荐给其他咨询师时，必须持慎重的态度，防止对求助者造成伤害和负面影响。转介应注意：

第一，应当事先征求求助者的意见并说明理由。在说明理由时，要尊重求助者，不可过于直率。一般可说："考虑到咨询效果，另外一位咨询师能够更好地向你提供帮助，你能到他那里进行咨询吗？"或"你的情况我已经清楚了，我想给你介绍一位对此更有经验的咨询师？"求助者一般会同意。征求意见时不能实话实说："你的那种脾气我受不了，我得找个能对付你的人。"或"我不喜欢你对那个问题的看法，我们的价值观念不一样，我觉得很难沟通，换个人给你咨询吧。"也不能说："我觉得你的心理问题很严重，我无能为力，还是换人吧。"这样说的后果，可能给求助者造成更大的心理压力，甚至可能带来不良的暗示，使求助者夸大自己的问题。

第二，咨询师应该向求助者介绍新咨询师的基本情况，尤其是其专业特长。让求助者觉得这是对他本人负责，从而容易接受咨询师的意见，而不致感到自己被不负责任地推给别人，自尊心和自信心都受到伤害，对咨询和咨询机构产生误解，并对新接手的咨询师产生抵触和怀疑。

第三，在转介时可向新的咨询师详细介绍求助者的情况。提供自己的分析和看法，但不宜泄露求助者出于对自己的信任而提供的隐秘（如果求助者对新的咨询师信任，他会自己讲述），否则就是对求助者不尊重。

第四，如有必要，原咨询师可以与新咨询师交流，包括咨询情况。这属于职业的交流，一般不得干预新咨询师的咨询活动。转介后不宜再与求助者交流，尤其不应该对新咨询师的方法、为人等评头论足，更不能指责，以免损害新咨询师的形象，影响新咨询关系的建立，进而影响咨询效果。

四、案例记录整理与保管

（一）学习目标

理解和掌握心理咨询案例记录的格式、内容，掌握案例记录管理技术。

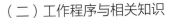

（二）工作程序与相关知识

1.案例记录的内容和要求

（1）心理咨询个案记录包括的主要内容如下。

①求助者的一般背景资料（姓名、性别、年龄、民族、职业、职务、职称、文化程度、婚姻状况、联络方式等）。

②求助原因（求助者表达的关于学习、工作、婚恋、情绪、个性、家庭关系际关系、子女教育、疾病等问题及其他问题）。

③现在的主要症状（指当前问题引发症状的种类、程度、频率、发生时间和起因等）。

④家庭关系、人际关系、个人成长经历和社会支持系统。

⑤求助者的情绪、个性特征、兴趣爱好、自我认识评价和常用的应对方式。

⑥既往病史、家族病史（注重可能有遗传或相互影响的精神、神经系统症状或身心反应特征）。

⑦既往心理咨询的情况（时间、地点、咨询要解决的问题、咨询效果等）。

⑧心理测试结果（根据需要所做的智力、情绪、人格、适应性、心理健康状况、神经心理等测试结果）。

⑨咨询师对求助者的一般印象（包括外貌、仪表、情绪、注意水平、防御方式、语言表达和理解能力、配合程度等）

⑩诊断与评价意见。

⑪处理意见与咨询方案。

⑫咨询各阶段记录及效果分析。

（2）心理咨询记录的基本要求。心理咨询关系是一种特殊的契约关系，在这一关系中进行专业性会谈所做的咨询记录，具有非常重要的作用，并体现着咨询关系的专业性。应该说，缺少咨询记录的咨询，是一种不负责任的咨询。每次咨询之后，咨询师应认真做好详细的咨询记录，并反思咨询过程中的策略。对初学者来讲，养成在心理咨询后做好咨询记录和反思的习惯显得尤为重要。一个合格的咨询师，是在做好每一次咨询记录的实践中不断成长的。经验丰富的咨询师都有在每次咨询之后认真做好详细咨询记录的习惯，而不是因为工作忙就对多个案例做一次综合记录，或直到每天下班时才做一天的案例记录。

心理咨询记录可分为三种，即每次的咨询记录、对多次咨询情况进行小结的记录和咨询终结或中断时的最终记录。

2. 每次咨询记录的基本程序

第一，记录求助者咨询时的特征。例如，是否按时到、比约定的时间提起那或迟到多长时间、求助者当天外观（如男士的衣着及颜色、女士发型和化妆的浓淡改变）、表情变化等是否与往常不同。

第二，对咨询中的会谈内容做简明扼要的记录。记录时用第一人称，并尽可能记录求助者当时的语气，准确反映出咨询会谈时的气氛。记录中既可逐条记录。也可做流水账式的记录。

咨询师做咨询记录所需时间长短不一，但一般都需用时 15 ～ 20 分钟。有的咨询师在日程安排上通常安排 1 小时，其中 45 分钟用于心理咨询，余下 15 分钟用于记录和总结。也有的咨询师安排 1 小时 30 分钟，其中 50 分钟到 1 小时用于心理咨询，余下 30 ～ 40 分钟用于做记录、总结和反思。这一点也可能会因咨询机构及咨询师所在机构、所处位置不同而有所不同，咨询师本人可根据自身具体情况，并结合自身咨询的实际经验灵活安排咨询和记录时间。

第三，对咨询中的印象进行总结。这一部分内容主要是记录咨询师对求助者的反应、状态等情况的感受、印象及情绪体验等。

第四，对咨询的话题及求助者主诉的内容、问题的记录进行综合，记录咨询过程中所产生的一些想法、存在的问题。

咨询记录用纸没有特殊的规格要求，可依据自己的咨询实际编制表格。

3. 阶段性小结记录

咨询师在经过一段时间咨询之后，还应对数次咨询的经过进行详细记录。通过这种阶段性总结，有可能发现一些新的情况和问题，从而把握关键要素，促进心理咨询更加深入。

记录要点如下：

第一，会谈内容概要。主要总结咨询时的会谈内容，特别要注意会谈内容可能发生的变化。

第二，咨询室内外求助者的变化。如果求助者出现某些变化的情况，咨询师应对照咨询目标将这一系列变化情况予以详细记录。

4. 咨询结束或中断时的总结记录

心理咨询已经达到预期的咨询目标，或心理咨询因故中断时，咨询师应尽早做出总结记录。

一般来说，咨询师通过中断或失败的事例可以学到很多东西，因此在最终总结中，应如实记录心理咨询过程中所存在的问题、失败原因等。

总结记录是专业性很强的咨询工作活动记录，当咨询结束或中断后，求助者再次前来咨询时，可使该求助者的历史记录有案可查。做好咨询记录，特别是最终的总结记录十分重要。

5. 电话心理咨询记录

电话心理咨询是利用电话这种通信手段实施心理咨询和治疗的一种方法和手段，以便及时帮助求助者解决心理问题，恢复心理平衡状态，提高其社会适应能力。这种心理咨询和干预措施比较便捷实用，是对求助者进行心理咨询及社区精神卫生服务的一种有效形式。由于这种形式具有间接、随机等特殊性，做好电话咨询的相关记录显得尤为重要。

6. 案例记录的保管和使用

由于咨询记录涉及求助者个人隐私，一旦泄露给无关人员，可能造成严重后果。因此咨询师应该充分重视，对所做记录严格管理和保存，以对求助者个人隐私负责。咨询案例记录，应由本人或专人专柜保管，禁止无关人员翻阅。本咨询机构人员为学习、研究而借阅时需做好登记，妥善保管，阅后及时归还。

咨询人员可用咨询记录进行科学研究，但在用于咨询机构内部适用或在外出开会研究及发表论文引用时需慎重对待。一般情况下，应该隐去求助者的身份信息，如姓名、单位、家庭住址、通讯方式等。会议研究或发放的案例资料，必须在会议结束后予以收回。案例需要在论文、书籍中引用并发表时，应对个案做必要的加工，以避免求助者对号入座。此外，在可能的范围和条件下，应事先征得求助者本人同意再予以公开，特别是作为详细记录的案例报告更应如此。咨询师在被邀请作有关讲座时，会经常列举心理咨询中所遇的个别案例。此时，无论求助者本人是否在场，都要特别注意保护求助者的身份信息，不能触及求助者的个人隐私。

7. 案例记录中的保密例外

保密既是职业道德的要求，也是咨询工作的需要。但在有些情况下，也需要有保密例外，这样可能对求助者更有利。如求助者表现出明显的自杀企图或蓄谋伤害他人、危害社会安全时，咨询师除进行危机处理外，还应及时与有关部门和人士及时取得联系，进行适当的处理。这样做似乎不符合为求助者保密的原则，但实际上是对求助者个人负责，同时也是对他人和社会负责的做法。因此，应根据实际情况和最终效果把握对求助者进行保密的含义。美国心理学会APA规定的心理学家道德标准中关于保密例外的描述是：只有经过认真考虑，确认对个人或社会有明显而又紧迫的危害时，才能向其他专业人员或有关部门透露。对求助者的这种保密例外必须是事先对这种例外可能造成的危害程度及其后果做出准确判断，并在此基础上考虑到如何对这种例外向求助者做出必要解释，以及在失去求助者信任后如何继续提供救助等。

五、咨询关系的结束

（一）学习目标

把握结束咨询关系的时机，促进求助者的长远发展。

（二）工作程序

1. 确定咨询结束的时间

咨询进行一段时间，基本实现咨询目标以后，便可考虑进入结束阶段。结束咨询的时机，一般可以根据咨询方案商定的时间、求助者的感觉及要求、咨询师的经验等来决定。一般来说，应该是在基本达到咨询目标后，双方都认为可以结束为宜。通常，如果是预定十余次的咨询，那么在结束前的最后一两次时就可开始进入结束阶段。

2. 全面回顾和总结

咨询结束前，咨询师应综合所有资料，结合咨询目标和实施情况，为求助者做一次全面的总结，帮助求助者回顾多个会谈的基本情况，强调咨询要点，使求助者对自己有一个更清醒的认识，进一步了解自己问题的前因后果，明确今后努力的方向。同时还可要求求助者复述咨询中的要点，使求助者开动脑筋，加深理解和印象。

虽然在平时的咨询中咨询师已对求助者及其问题进行了各种方式的辅导，但结束前的这种提纲挈领的总结仍是十分重要的。做总结性回顾时，咨询师不仅要强调咨询要点，而且要总结咨询效果，充分肯定求助者取得的进步、成功以及变化，强化求助者的正确思维和积极行动，帮助求助者获得独立返回社会生活的自信与能力。必要时，还可以讨论求助者应注意的地方。咨询师的言语中应包含这样的鼓励："这些问题你是有能力去解决的，我相信你是可以做好的。"这种总结若让求助者自己进行，咨询师予以鼓励，效果将更好。

3. 帮助求助者运用所学的方法和经验

心理咨询的本质是"助人自助"，通过咨询，提高求助者自知、自控、自我行动的能力，把咨询中获得的知识、方法、体验运用到日常生活中，实现知识与能力的迁移，举一反三。自己学会去如何有效地解决所遇到的各种心理问题和人生课题，逐渐走向成熟。

在结束阶段，咨询师要渐渐采取相对被动的姿态，而让求助者处于主动地位，引导求助者以独立、自主、积极的角色和方式，运用咨询中接受的知识和态度来分析、处理自己的问题。其实，这一点应该贯穿于咨询的全过程，咨询师应把启发求助者的积极性、主动性和独立性放在重要的位置上。咨询师还要启发求助者："通过这件事，你是不是可以从中体会到很多的东西，比如如何思考问题才更合理，如何对待挫折才不会被挫折压倒，如何待人接物才能更受人欢迎，诸如此类的，你好好体会，并运用于今后的生活中，一定会使你受益匪浅的。"当求助者能运用习得的新思维与行为方式独立地应对周围的环境时，那就是心理咨询的最大成功。

4.让求助者接受离别

有些求助者经过较长时间的咨询，可能形成了依赖，不太愿意结束咨询。依赖性强的还可能使原来的症状重新出现，阻碍结束。咨询师应使求助者明白："你什么时候能主动探索解决自己的问题了，不再需要咨询师的搀扶了，什么时候你就走向健康和成熟了。"鼓励求助者在现实生活中自力更生。对于出现依赖的求助者，咨询师可视求助者的情况和咨询进展，采取逐渐结束的方法，渐渐缩短每次咨询的时间，或加长咨询间隔，慢慢地减少求助者的依赖感，让其在不知不觉中离别。有的可以明确停止咨询的日期，但必须提前告诉求助者，使其心理上有所准备。

（三）相关知识

按照咨询的进程，有效的心理咨询大体可以划分为确立咨询关系、发展与保持咨询关系、结束咨询关系这样三个阶段。在不同的阶段，咨询所关注的重点、所使用的技术各不相同，咨询师必须对咨询关系保持高度的敏感，并根据求助者的需要加以适当的调整。

在心理咨询过程中，咨询关系的结束是指其中的一方或双方决定停止咨询。许多人认为，咨询关系结束会在咨询师和求助者获得满意的效果时自然发生，是一件非常简单的事。然而在咨询实践中却发现，咨询关系的结束会给咨询双方带来难以言状的感觉，如果处理不当，也很容易对双方造成伤害。因此，结束咨询关系是较为复杂的，咨询师必须根据咨询过程中的具体情况处理。

1.结束咨询关系在心理咨询中的作用

与心理咨询中的其他咨询过程一样，结束咨询关系在心理咨询中的作用也是多方面的：

第一，可以激励咨询双方努力地实现咨询目标。心理咨询需要在一定的时间内实现咨询目标，而这种认识本身就是求助者和咨询师共同工作的动力。明确在有限的时间需要努力的方向。有些咨询师也因此对咨询的次数加以必要的限制，使求助者意识到时间的价值，从而提高咨询效率，达到理想的效果。

第二，可以使求助者已经改变的情绪、行为和认知方式等得以保持，并应用到日常工作、学习、生活中去。成功的心理咨询是使求助者的情绪、认知或行为产生有意义的、积极的改变，但这些改变不应该只是发生在咨询室内，需要在真实的生活和工作环境中得以保持和运用。结束咨询关系是求助者开始独立实践的标志，也为求助者创造了付诸行动的机会。

第三，结束咨询关系也标志着求助者的成长。咨询师常常在求助者的问题得到解决之后，选择恰当的时机结束咨询关系，使求助者独自面对社会和他人，处理各种问题，获得新的领悟和处理问题的技巧，最终成为求助者自己的一种能力。并形成更为独立的、满意的生活方式和态度。因此，结束咨询关系也有其特殊的意义。

2. 结束咨询关系时咨询师应遵循的原则

咨询关系的结束过程和咨询本身一样，包括了一系列要素。咨询师有必要对一系列与结束咨询关系相关的因素进行准确的评估。为此，Patterson 和 Eisenberg 提出了在结束咨询关系时咨询师应遵循的原则：

第一，清晰地认识到求助者的需要和想法。在咨询关系结束时，求助者需要时间与咨询师讨论咨询关系的结束问题，这通常需要几次咨询才能够完成。

第二，清晰地认识到自己的需要和想法。心理咨询关系不像在马路上与熟人打打招呼这样简单，一般都会体验到结束时刻的困难性，因此，咨询师在结束前，应认真地检查自己对咨询关系的情感体验和需要。

第三，对自己的离别体验以及由离别体验所引起的内部反应有明确的意识。由良好的咨询关系而产生的强烈情感，与生活中亲密的人际关系体验具有相似性。咨询师应对这种情感有足够的自我意识，避免反移情现象的发生。

第四，咨询师与求助者都会体验到因咨询关系结束而引发的情感，因此咨询师此时应更加注意求助者的情感，而不是观念，要想使这种结束具有积极的意义，咨询者应鼓励求助者尽可能地表达自己的体验。

第五，真诚地与求助者共同地体验自己对咨询经验的感受，尤其是向求助者描述自己作为一个咨询师是如何学习这些特殊的咨询经验的。

第六，对咨询经验中的主要事件加以总结，并与现状相联系。这一过程是帮助求助者就自己目前的状态与咨询之前的状态进行比较，使他更多地体会到自己的成长与发展。

第七，对求助者已经取得的变化给予支持性鼓励。咨询师要让求助者看到自己已取得的进步，并鼓励他们保持这种进步。

第八，让求助者坚持记录自己生活中所发生的事情。尽管咨询已经结束了，但咨询师对求助者的关心并没有随着咨询关系的结束而终止，让求助者知道咨询师对他生活中所发生的一切依然关心。

3.咨询师结束咨询关系的注意事项

当然，咨询关系的结束既包括每次咨询过程的结束，也包括整个咨询过程的结束。那么对于如何有效地结束咨询关系，咨询师必须分别对待。

第一，每次咨询的时间是有明确规定的，一般为50～60分钟。这样，咨询师可用每次咨询的最后5～10分钟来对本次咨询所探讨的问题进行小结，以表示将结束本次咨询，并对下次咨询做出安排，或让求助者自己进行总结，从而有助于调整求助者结束咨询时的状态。提醒本次咨询即将结束的方法，可采用言语提示，也可以用一些非言语的暗示方式，如看表等。需注意的是，每次结束之前，要对下一次咨询做出必要的安排。

第二，由于咨询关系是一种积极的人际关系，所以，咨询双方都需要一定的时间为结束这种有意义的关系做好准备，因此，应充分重视咨询关系的结束。一般而言，咨询双方在咨询的最后阶段应该对准备结束咨询关系进行讨论，并一起选择恰当的结束时机，这对求助者是有益的。有研究者认为，对经历3个月以上的咨询来说，在最后的3～4周，咨询双方就应该对结束咨询关系所产生的影响进行讨论。有些学者认为应该用1/6的咨询时间来讨论结束咨询关系这一主题。

第三，针对如何有效地结束咨询关系，有研究者指出，有两种方法可发挥积极作用。一种是逐渐消退法，即逐渐减少用非自然的、人为的方法去构造期望改变目标，而多采用现实的方式去实现咨询目标，以帮助求助者减少对咨询师的依赖和对咨询的依赖，使之可以独立地生活；另一种是发展求助者更为有效地解决问题的技能，帮助求助者掌握更多的、更为有效的处理问题的技能，提高他们摆脱咨询依赖的可能性，这也是一个把咨询经验扩展到日常生活中的过程。

课后练习

1.咨询转介的不正确做法是（　　　）

A.征求并尊重求助者的意见

B.对新咨询师提供包括求助者隐私在内的全部情况

C.对新咨询师提供个人分析的意见

D.完全不干预新咨询师的咨询活动

2.以下是关于咨询关系不匹配时的处理方法的表述，正确的有（　　　）

A.不匹配就马上转介

B.应首先尽力调整匹配程度，无法实现匹配时再转介

C. 转介是咨询师无能的表现

D. 完全匹配的咨询关系才是完美的咨询关系

3. 评估咨询效果时，评价的内容应以（　　　）为主

A. 求助者的意见

B. 咨询目标

C. 咨询师的意见

D. 双方的意见

参考答案：1.B　2.B　3.B

第三章

心理测验技能

第一节　智力测验

智力测验（intelligence test）是一种重要的心理测验技术，它不仅能够对人的智力水平的高低做出评估，而且可在某种程度上反映出与病人有关的其他精神病理状况。因此，智力测验是心理测验中应用最广、影响较大的工具和技术。

第一单元　韦氏成人智力测验（WAIS－RC）

一、学习目标

掌握韦氏成人智力测验的实施、记分及结果解释方法。

二、工作程序

（一）测验实施

1. 验材料

韦氏成人智力测验首先由韦克斯勒（D. Wechsler）于 1955 年所编制，以后于 1981 年、1997 年、2008 年又经过三次修订。这里我们选用的是龚耀先教授 1981 年修订的中文版本（WAIS-RC）。

本测验的全套材料包括：

（1）手册一本。

（2）记录表格一份（分城市和农村用两种）。

（3）词汇卡一张（分城市和农村用两种）。

（4）填图测验图卡和木块图测验图案一本（分城市和农村用两种）。

（5）图片排列测验图卡一本（分城市和农村用两种）。

（6）红白两色立方体一盒（9 块）。

（7）图形拼凑碎片四盒。

（8）图形拼凑碎片摆放位置卡一张（同时做摆放碎片时遮住受测者视线的屏风用）。

（9）数字符号记分键一张。

2.适用范围

本测验适用于16岁以上的受测者，分农村和城市用两种方式。凡较长期生活、学习或工作在县属集镇以上的人口，称为城镇人口，采用城市方式；长期生活、学习或工作于农村的称农村人口，采用农村方式。

3.施测步骤

首先填写好受测者的一般情况、测验时间、地点和主测者，然后按测验的标准程序进行测验。

在进行成人测验时，一般按先言语测验后操作测验的顺序进行，但在特殊情况下可适当改变，如遇言语障碍或情绪紧张、怕失面子的受测者，不妨先做一两个操作测验，或从比较容易做好的项目开始。测验通常是一次做完，对于容易疲劳或动作缓慢的受测者也可分次完成。

下面是各分测验的具体实施方法：

（1）知识：包括29个一般性知识的题目，要求受测者用几句话或几个数字回答，问题按由易到难排列。一般从第5题开始施测，如果第5题和第6题均失败便返回去做1～4题，受测者连续5题失败则不再继续下去。

例：一年中哪个季节白天最长？

一天中什么时候影子最短？

（2）领悟：包括14个按难易程度排列的问题，要求受测者回答在某一情景下最佳的生活方式和对日常成语的解释，或对某一事件说明为什么。一般从第3题开始，如果3、4或5题中任何一题失败，便回头做第1、2题，连续4题失败则不再继续下去。

例：城市里为什么要有交通警察？

种庄稼为什么要按季节？

（3）算术：包括14个算术题，依难度排列。受测者只能用心算来解答，不得使用纸和笔。一般从第3题开始，如果第3题和第4题均得0分，便做第1题和第2题，连续4道题失败则停止该测验。

例：拿一元去买六角钱的糖，还可找回多少？

6角钱一尺布，3元6角钱可买几尺？

（4）相似性：包括13对名词，每对词表示的事物都有共同性，要求受测者概括出两者在什么地方相似。题目按难度排列，受测者均从第1项开始，连续4题失败，停止该项测验。

例：你看斧头和锯子有什么相似之处？

现在你看狗和狮子有什么相似之处？

（5）数字广度（表3-1）：包括顺背和倒背两个部分，顺背最多由12位数字组成，倒背最多由10位数字组成，每一部分由易到难排列。任何一题试背正确，便继续进行下一题，如果有错误便进行同题的二试，两试均失败则停止该部分测验。两部分念出数目的速度均按每一秒钟一个数字，也不得将长数目分组念出，因为分组容易记忆。

表3-1　数字广度

数字广度	
3. 5-8-2 6-9-4	2. 2-4 5-8
4. 6-4-3-9 7-2-8-6	3. 6-2-9 4-1-5
5. 4-2-7-3-1 7-5-8-3-6	4. 3-2-7-9 4-9-6-8
6. 6-1-9-4-7-3 3-9-2-4-8-7	5. 1-5-2-8-6 6-1-8-4-3
7. 5-9-1-7-4-2-8 4-1-7-9-3-8-6	6. 5-3-9-4-1-8 7-2-4-8-5-6
8. 5-8-1-9-2-6-4-7 3-8-2-9-5-1-7-4	7. 8-1-2-9-3-6-5 4-7-3-9-1-2-8
9. 2-7-5-8-6-2-5-8-6 7-1-3-9-4-2-5-6-8	8. 9-4-3-7-6-2-5-8 7-2-8-1-9-6-5-3
10. 5-2-7-4-9-1-3-7-4-6 4-7-2-5-9-1-6-2-5-3	9. 6-3-1-9-4-3-6-5-8 9-4-1-5-3-8-5-7-2
11. 4-1-6-3-8-2-4-6-3-5-9 3-5-1-4-9-7-5-1-4-2-7	10. 6-4-5-2-6-7-9-3-8-6 5-1-6-2-7-4-3-8-5-9
12. 7-4-9-6-1-3-5-9-6-8-2-8 6-9-4-7-1-9-7-4-2-5-9-2	

（6）词汇：包括40个词汇，按难度排列，要求受测者解释词义。言语能力较差的受测者从第1题开始做，一般受测者从第4题开始，如果第4～8个词内有一个得0分，便回头测第1～3个词。受测者若连续5个词解释不出则不再继续进行。

（7）数字符号：1～9诸数各有一规定符号，要求受测者按照这种对应方式，迅速在每个数字下空格内以从左到右的顺序填上相应的符号（见图3-1），不得跳格。受测者从练习项目开始，正式测验限时90秒。

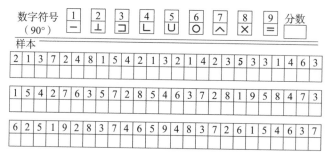

图3-1　数字符号

（8）图画填充：由 21 张卡片组成，每张卡片上的图画有一处缺笔，要求受测者在 20 秒内能指出这个部位及名称（见图 3-2）。其中第 1、2 题失败，主测者应指出缺失的部位及名称，从第 3 题开始不再给予这样的帮助。

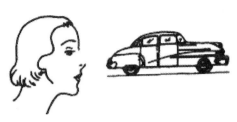

图3-2　图画填充

（9）木块图：主测者呈现 10 张几何图案卡片，令受测者用 4 个或 9 个红白两色的立方体积木照样摆出来（见图 3-3），在连续 3 项失败后停止该项分测验，其中图案 1 或图案 2 两次试验均失败才算失败。

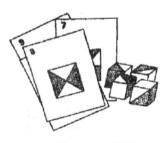

图3-3　木块图

（10）图片排列：测验材料为 8 组随机排列的图片，每组图片的内容有内在联系，要求受测者在规定的时间内排列成一个有意义的故事（见图 3-4），其中第 1 项告之是"鸟巢"的故事，从第 2 项开始便不告之是何故事。如果 1、2 项演示后仍失败，便停止此分测验，否则应完成全部测验。

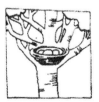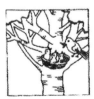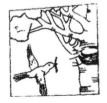

图3-4　图片排列

（11）图形拼凑：共有 4 套切割成若干块的图形板，主测者将零乱的拼板呈现给受测者，要求他们拼出一个完整的图形（见图 3-5）。

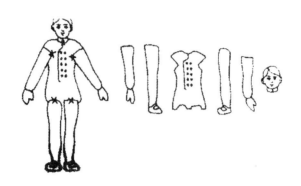

图3-5　图形拼凑

（二）测验记分

1. 原始分的获得

在每个分测验中，题目都是按难度顺序排列的。算术、数字符号、图画填充、木块图案、图片排列和物体拼凑有时间限制，另一些测验不限制时间，应让受测者有适当时间来标明并回答。对于有时间限制的项目，以反应的速度和正确性作为评分的依据。超过规定时间即使通过也记 0 分；提前完成的按提前时间的长短记奖励分；不限时间的项目，则按反应的质量给予不同的分数。有的项目通过时记 1 分，未通过记 0 分，如知识测验；有的项目按回答的质量分别记 0、1 或 2 分，如领悟、相似性和词汇测验。

在测验指导手册中对每一个分测验的评分都有详细说明。有些分测验记分很客观，对就是对，错就是错，容易记分。但有些言语测验如"理解""相似性""词汇"三个分测验和"知识"分测验的部分测题有各种各样的回答，有些回答没有列在指导手册提供的"标准答案举例"之内，这就要求主测者根据评分原则作出主观判断。

一个分测验中的各项目得分相加，称分测验的原始分（或称粗分）。缺一项分测验时，要计算加权分。

2. 原始分的转换

各分测验的原始分按手册上相应用表可转化成平均数为 10、标准差为 3 的量表分。分别将言语测验和操作测验的量表分相加，便可得到言语量表分（VS）和操作量表分（PS）。再将二者相加，便可得到全量表分（FS）。

根据相应表可将 VS、PS 和 FS 换算成言语智商（VIQ）、操作智商（PIQ）和总智商（FIQ）。由于测验成绩随年龄变化，各年龄组的智商是根据标准化样本单独计算的，查受测者的智商一定要查相应的年龄组。同时要将城市用的和农村用的分清，不能用错表格。表 3-2 是一个 22 岁男性受测得分情况。

表3-2 韦氏成人智力量表得分表

	言语测验						操作测验							言语	操作	总分
	知识	领悟	算术	相似	数广	词汇	合计	数符	填图	积木	图排	拼图	合计			
原始分	20	21	15	12	14		56	47	13	27	24	20		量表分	69 48 117		
量表分	12	13	13	8	12	11	69	11	10	8	11	8	48	智商	108 93 102		

另外，在 WAIS-RC 的手册中还附有各分测验的粗分转换成年龄量表分的表格。年龄量表分也是以 10 为平均数、以 3 为标准差的量表分，但它不是与受测者总体比较而是按年龄组的成绩分别计算的。年龄量表分主要用于临床诊断，其意义与前面所讲的用于计算智商的量表分有所不同。例如，某一城市 60 岁受测者数字广度的粗分为 11 分，查得量表分为 9，年龄量表分为 11。这表明，这一受测者在此项测验上的成绩低于受测者总体的平均值，而高于同年龄组的平均成绩。

（三）结果解释

按照智商的高低，智力水平可分为如下若干等级，可作为临床诊断的依据（见表 3-3 和表 3-4）。

表3-3 智力等级分布表

智力等级	IQ的范围	人群中的理论分布比率（%）
极超常	≥130	2.2
超常	120～129	6.7
高于平常	110～119	16.1
平常	90～109	50.0
低于平常	80～89	16.1
边界	70～79	6.7
智力缺陷	≤69	2.2

表3-4 智力缺陷的分等和百分位数

智力缺陷等级	IQ的范围	占智力缺陷的百分率（%）
轻度	50～69	85
中度	35～49	10
重度	20～34	3
极重度	0～19	2

三、相关知识

（一）关于韦氏智力测验

韦氏智力量表（Wechsler Intelligence Scale）由美国心理学家韦克斯勒所编制，是继比内—西蒙智力量表之后为国际通用的另一套智力量表。

1979～1981年，在龚耀先主持下完成基于WAIS的修订工作，称为中国修订韦氏成人智力量表（WAIS-RC）。考虑到中国城市和农村的现实情况，WAIS-RC分别制定了城市和农村两个版本。城市和农村两式的测验项目相同，记分标准也一样，但各分测验项目的难易排列顺序和计算量表分与智商的标准不同。

两式各包括11个分测验，其中言语部分包括知识、领悟、算术、相似性、数字广度、词汇6个分测验，操作部分包括数字符号、图画填充、木块图、图片排列、物体拼凑5个分测验见表3-5。

表3-5　韦式智力量表

	WAIS-R （适合于16岁以上成人）	WASC-R （适合于6～16岁儿童）	WPPSI （适合于4～63/4幼儿）
言语量级	知识（I） 领悟（C） 算术（A） 相似性（S） 数字广度（D） 词汇（V）	常识（I） 类同（S） 算术（A） 词汇（V） 理解（C） [背数（D）]	常识（I） 词汇（V） 算术（A） 类同（S） 理解（C） [填句（Se）]
操作量表	数字符号（DS） 填图（PC） 木块图（BD） 图片排列（PA） 图形拼凑（OA）	填图（PC） 排列（PA） 积木（BD） 拼图（OA） 译码（CO） [迷津（Ma）]	物体拼凑（OA） 图画补缺（PC） 迷津（Ma） 几何图形（CD） 积木图案（BD） [动物房子（AH）]

注："[ ]"内项目为在WISC-R和WPPSI中的备用分测验。

（二）WAIS - RC各分测验的主要功能

1. 知识

此测验主要测量人的知识广度、一般的学习及接受能力、对材料的记忆及对日常事务的认识能力。

2. 领悟

此测验主要测量判断能力、运用实际知识解决新问题的能力以及一般知识。该测验对智力的 G 因素（G 因素为一般因素，S 因素为特殊因素）负荷较大，与知识测验相比，受文化教育影响小，但记分难以掌握。

3. 算术

此测验主要测量数学计算的推理能力及主动注意的能力。该能力随年龄而发展，故能考察智力的发展，同时对预测一个人未来心智能力很有价值。

4. 相似性

此测验设计用来测量逻辑思维能力、抽象思维能力与概括能力，是 G 因素的很好测量指标。

5. 数字广度

此测验主要测量人的注意力和短时记忆能力。临床研究表明，数字广度测验对智力较低者测的是短时记忆能力，但对智力较高者实际测量的是注意力，且得分未必会高。

6. 词汇

此测验主要测量人的言语理解能力，与抽象概括能力有关，同时能在一定程度上了解其知识范围和文化背景。研究表明，它是测量智力 G 因素的最佳指标，可靠性很高。但其记分较麻烦，评分标准难掌握，实施时间也较长。

7. 数字符号

此测验主要测量一般的学习能力、知觉辨别能力及灵活性，以及动机强度等。该测验与工种、性别、性格和个人缺陷有关，不能很好地测量智力的 G 因素，但具有记分快、不受文化影响的特点。

8. 图画填充

此测验主要测量人的视觉辨认能力，以及视觉记忆与视觉理解能力。填图测验有趣味性，能测量智力的 G 因素，但它易受个人经验、性别、生长环境的影响。

9. 木块图

此测验主要测量辨认空间关系的能力、视觉结构的分析和综合能力，以及视觉—运动协调能力等。在临床上，该测验对于诊断知觉障碍、注意障碍、老年衰退具有很高的效度。

10. 图片排列

此测验主要测量受测者的分析综合能力、观察因果关系的能力、社会计划性、预期力和幽默感等。它也可以测量智力的 G 因素，可作为跨文化的测验。但此测验易受视觉敏锐性的影响。

11. 图形拼凑

此测验主要测量处理局部与整体关系的能力、概括思维能力、知觉组织能力以及辨别能力。此测验与其他分测验相关度较低，并对受测者的鉴别力要求不高。

（三）对韦氏智力量表的评价

1. 韦氏智力量表的优点

它与斯坦福—比内量表相比，具有以下优点：

（1）韦氏智力量表具有复杂的结构，不但有言语分测验，还有操作分测验，可同时提供三个智商分数和多个分测验分数，能较好地反映一个人智力的全貌和测量各种智力因素。整个韦氏智力量表的三套量表互相衔接，适用的范围可从幼儿直至成年，是一套比较完整的智力量表。

（2）韦氏智力量表用离差智商代替比率智商，既克服了计算成人智商的困难，又解决了在智商变异上长期困扰人们的问题。当然，离差智商的概念并不是韦克斯勒发明的，如奥蒂斯测验、宾特纳一般能力测验中也曾用过离差智商，但自韦克斯勒之后，离差智商这一概念才在智力测验中广为应用。

（3）韦氏智力量表临床应用得多，积累了大量的资料，已成为临床测验中的重要工具。除可测量智力外，还可研究人格，而且可以作为神经心理学的主要测量量表。韦克斯勒经研究发现，如数字广度、数字符号、木块图案等分测验的成绩随年龄增高而降低，这些测验与另一类不受年龄影响的分测验（词汇、知识和图片排列等）成绩的比值，即"退化指数"，可作为脑功能退化的商数。

2. 韦氏智力量表的缺点

韦氏智力量表的主要缺点如下：

（1）韦氏智力量表的三个独立表的衔接欠佳，表现在同一受测者用两个相邻量表测验如 WAIS 和 WISC 时，其智商水平在 WAIS 的系统性高于 WISC。

（2）测验的起点偏难，有的分测验（如相似性测验）方法对低智力者难以说明，故不便测量低智力者。

（3）有的分测验项目过多（如词汇测验），增加测验时间；有的相反，项目过少（如物体拼凑测验），难以调整项目难度，且不便做分半相关信度检验。

四、注意事项

第一，在操作修订韦氏量表时，一定要按本量表的标准程序进行。这些程序在手册中均有规定，所以采用此量表的人员一定要阅读手册。除非在临床应用时，因某些特殊情况，在不得已的情况下可适当变动。

第二，主测者必须受过进行个别和团体测验的训练，掌握了本量表的测验技术——提问技术、鼓励回答的技巧、书写回答格式、记分方法、记分标准、原始分

（粗分）换算标准分（量表分）的方法、计算智商的方法、对结果做解释等。

第三，测验材料有组织，以方便测验时取用能得心应手，不致混乱，不影响进行时间。主测者井井有条，受测者操作自如；主测者忙乱不堪，会对受测者的操作带来不良影响。

第四，测验时间要选择恰当，这是与受测者建立良好协调关系所必需的。受测者应在精力充沛、身体舒适、没有急事的时候来接受测验。

第五，主测者应努力取得受测者的合作，尽量使他们保持对测验的兴趣，用如下一些鼓励之词往往是有效的："好"，"这不花你许多时间吧""这里还有另一些不同方式的"，或"我想你一定会感兴趣"。但不说"对""不错""再来试试看"等。

第六，有些项目无时限，但不是让受测者任意延长。如果肯定受测者已经无回答了，再延长时间也没有意义，这时便进行下一题。一般来说有 10 秒或 15 秒钟可以考虑好回答。

第七，每一个测验均有指导语。主测者即使很有经验，在测验时也要经常阅读指导语，不然，会不照原语句讲，或者会改变原意，这是不允许的。

第八，受测者对每一题的回答均按原话记录，并将其分数全部记录在该项目后面。有些分测验开头几题免做，但要记上应有分数。

课后练习

1. 韦氏成人智力测验首先由（　　　）于 1955 年所编制

A. 卡特尔

B. 瑞文

C. 比内

D. 韦克斯勒

2. WAIS-RC 适用于（　　　）岁以上受测者

A.15

B.16

C.17

D.18

3. 在韦氏智力量表中，各分测验粗分换算标准分时使用的记分方法是（　　　）

A. 标准九分

B. 标准十分

C. 标准二十分

D.T 分数

4.在韦氏智力量表中，VIQ 是（　　　）的英文缩写

A. 言语智商

B. 操作智商

C. 总智商

D. 智商

5．按照韦氏智商分级标准，智力平常指的是 IQ 在（　　　）

A.80 ～ 120

B.85 ～ 115

C.90 ～ 109

D.70 ～ 130

参考答案：1.D　2.B　3.C　4.A　5.C

第二单元　联合型瑞文测验（CRT）

一、学习目标

掌握联合型瑞文测验的实施、记分及结果解释方法。

二、工作程序

（一）测验实施

1.测验材料

本测验为非文字智力测验，由李丹、王栋等（1989）根据瑞文（J．C．Raven）的渐进矩阵测验的标准型与彩色型联合而成。测验材料是由 72 幅图案、72 个测题构成的一本图册，内分六个单元（A、AB、B、C、D、E），每单元 12 题，前三单元为彩色图案，后三单元为黑白图案。

2.适用范围

5 ～ 75 岁受测者皆可借此测验粗评智力等级。此测验可用于有言语障碍的受测者的智力测量，也可作为不同民族、不同语种间的跨文化研究工具。

3. 施测步骤

测验开始时，主测者先发记录纸，要求受测者填好姓名、性别、年龄等项，并用阿拉伯数字填上出生日期，然后发测验图册。

本测验施测很简单。测验时，只需主测者用例题做一下示范，受测者就能明白测验规则。每个题目由一幅缺少一小部分的大图案和作为选项的 6～8 张小图案组成，测验中受测者根据隐藏在一系列抽象符号和图案中的规律，选择某个小图案放入大图案中缺少的位置上。

下面是本测验实施的具体要求：

（1）一般正常的三年级以上的儿童与 65 岁以下成人均可团体施测，幼儿、智力低下者和不能自行书写的老年人则可个别施测。

（2）测验开始时，主测者先发记录纸，要求填好姓名、性别、年龄等项。然后发测验图册，请受测者打开第一页（A1）说："看上面一张图，图下角缺一块，请你从下列 6 块图片中选最合适的一块补上去。"先让受测者尝试一下，最后将正确答案"4"号告诉大家，并请他们将号码"4"写在记录纸上与 A1 对应的空格里。个别施测时，由受测者指出他确认的图形，由主测者在记录纸上记录相应的号码。

（3）在受测者都掌握了方法后，接着翻到下一页（A2），并告诉大家以下每图都有缺少的一角，要求从下面的几个小块图中找到一个最合适的补上去，并把它的号码写在记录纸相应的空格内。"注意，A2 的答案应是'5'。大家核对一下，错了可以改正。"稍停，"好，现在开始一页一页做下去。注意不要翻过了页，不要跳过去做，要对好题号写，不要写错位置。"

（4）告诉受测者"本测验限在 40 分钟内交卷，能做多少即做多少"，之后开始计时。测验进行到 20 分钟及 30 分钟各报一次时间，请大家在刚完成的答案下画一记号"——"。测验时间满 40 分钟时，要求立即交卷。

（5）幼儿及弱智者在个别施测中，当进行到 C、D、E 三单元时，每单元如连续 3 题不通过，则该单元不再往下进行，未测题目都按不通过计，但 A、AB、B 三单元不管做对多少都必须做完。

（二）测验记分

1. 原始分的获得

本测验题一律为二级评分，即答对给 1 分，答错为 0 分。受测者在这个测验上的总得分就是他通过的题数，即测验的原始分数。

2. 原始分的转换

本测验的量表分数是先将受测者的原始分数换算为相应的百分等级，再将百分等级转化为 IQ 分数。例如，一个 16 岁城市儿童测得原始总分为 55 分，先查百分等级常模表中得 55 分相应的百分等级为 70，再查智商常模表得 IQ 为 108。

（三）结果解释

联合型瑞文测验也是采用离差智商计算法，但应测题形式不同于韦氏智力量表，故智商的分级标准也不同于韦氏智商（见表 3-6）。

表3-6 智力等级分布表

类别		IQ	理论分布
极优		≥130	2.2
优秀		120～129	6.7
中上（聪明）		110～119	16.1
中等（一般）		90～109	50.0
中下（迟钝）		80～89	16.1
边缘		70～79	6.7
智障	轻度	55～69	2.2
	中度	40～54	
	重度	25～39	
	极重度	≤38	

三、相关知识

（一）关于瑞文测验

瑞文测验共包括标准型、彩色型和高级渐进方阵三套测验。标准型（Standard Progressive Matrices，SPM）是瑞文测验的基本型，于 1938 年问世，适用于 6 岁到成人受测者，有 5 个黑白系列，共计 60 个题目组成。彩色型（Color Progressive Matrices，CPM）编制于 1947 年，适用于 5.5 岁到 11.5 岁的儿童及智力低下的成人，分为三个系列，共计 36 个测验题目。高级型（Advanced Progressive Matrices，APM）包括渐进矩阵 I 型（12 题）及 II 型（36 题），类似于瑞文标准渐进测验，但难度更大，可对在标准型测验上得分高于 55 分的受测者进行更精细的区分评价。

瑞文测验在许多国家都有修订本。我国 1986 年由张厚粲及全国 17 个单位组成的协作组完成了对瑞文标准型测验的修订，出版了瑞文标准型测验中国城市修订版；1989 年，李丹、王栋等完成了彩色型和标准型合并本联合型瑞文测验（Combined Ra-ven Test，CRT）中国修订版的成人、城市和农村儿童三个常模的制定工作。

（二）瑞文测验的理论基础

J. C. Raven 曾与 C. Spearman 一同工作，并受到 Spearman 的影响。Spearman 认为任何活动都包含一般和特殊两种因素（即 G 因素和 S 因素），通常个体的智力可以用 G 因素解释。

但是，Raven（1927）认为笼统地用"智力"一词还不足以描绘人的多种认知能力，他指出存在着两种既对立又有内在联系的行为，即再生性能力和推断性能力。所谓再生性能力，是指个体当前所具备的回忆已获得信息并进行言语交流的能力，表明个体通过教育所达到的水平，同学校的教育内容有着密切联系；所谓推断性能力，是指个体作出理性判断的能力，是智能活动的能量，较少受到本人知识水平或受教育程度的影响，对于个体适应社会生活具有重要意义。Raven 用编制的一套词语量表（The Mill Hill Vo-cabulary Scale）评估再生性能力，用他自己创制的另一套全部由图片组成的非言语测验测量推断性能力，这就是著名的瑞文测验。

四、注意事项

第一，主测者逐字照读指导语，对受测者提问可以重复指导语，不应擅自补充或更改。

第二，团体施测时特别要防止相互抄袭或交谈，有条件的地方最好将座位分开，并注意绝对不要让受测者直接在图册上写数字或涂画任何痕迹，因为图册是准备多次使用的。

第三，团体施测对象如超过 30 人，除主测者外应增加主测者助理 1 ～ 2 人。每次施测团体应不超过 50 人。

第四，主测者与主测者助理在受测者进行前 5 题时，应进行巡视，对不能理解解题方式或前 5 题不能正确回答者，单独重复指导语。

课后练习

1. 我国修订的联合型瑞文测验是（　　　）的合并本

A. 标准型与彩色型

B. 标准型与高级型

C. 彩色型与高级型

D. 城市版与农村版

2. CRT 适用的受测者的年龄范围是（　　　）

A. 三年级以上至 65 以下

B. 5 ～ 75 岁

C. 儿童

D. 成人

3. 瑞文测验采用的是（　　　）级评分方法

A.2

B.3

C.5

D.4

4.CRT 的 IQ 分数是先将受测者的原始分数转化成（　　　　）而后得来的

A. 标准分

B. 百分位数

C. 百分等级

D.Z 分数

参考答案：1.A　2.B　3.A　4.C

第三单元　中国比内测验

一、学习目标

掌握中国比内测验的实施、记分与结果解释方法。

二、工作程序

（一）测验实施

1.测验材料

比内测验首先由比内（A．Binet）和西蒙（T．simon）于 1905 年编制而成，是世界上第一个正式的心理测验。我们这里选用的是吴天敏教授 1982 年完成的中文版第三次修订本，称"中国比内测验"。

本测验共包括 51 个试题，从易到难排列，均印在测验指导手册上，并准备下列必备测验材料：

（1）两个 1 寸半 ×2 寸半的长方形（最好用卡片纸），把其中一个剪成两个三角形。

（2）黑（或灰色）纽扣 13 个。

（3）三张卡片分别写上桌子、饼、老鼠，汽车、工人、河，妈妈、老师、我。

（4）3 寸见方白纸若干张（每人用一张）。

（5）五张卡片分别写上爱、残暴、光荣、狡猾、隆重。

（6）剪刀一把。

（7）铅笔两支。

（8）橡皮一块。

（9）小草稿纸若干张。

（10）跑表（或有秒针表）一只。

（11）记录纸若干份（每人一份）。

2. 适用范围

本测验适用于2～18岁受测者，农村和城市受测者共用一套试题。

3. 施测步骤

（1）测验开始之前，主测者让受测者或替受测者填明记录纸上的简历，并签上自己的姓名。请主测者签名是为了日后遇有情况不清之处，请主测者协助解决。

（2）施测时，先根据受测者的年龄从测验指导书的附表中查到开始的试题，如2～5岁儿童从第一题开始作答，6～7岁儿童从第7题开始作答，等等。然后按指导书的实施方法进行测验。

（3）对照着记录纸，逐题熟读各题的指导语，要求能在指导受测者做每个试题时自然而准确地说出，不至于张口结舌或自行编造。

（4）受测者连续有五题不通过时，停止测验，并对他说："好了，就到这儿吧，谢谢你。"

（二）测验记分

1. 原始分的获得

（1）通过1题记1分。各试题附带的答案，有的是唯一正确答案，是不能牵强附会的；有的则只是代表性答案。凡符合该答案含义的答案，即使语句与正确答案不同，也是可以通过的。

（2）将受测者答对若干试题的分数，加上承认他能通过的试题的分数，即"补加分数"，便得到测验的总分。

2. 原始分的转换

根据受测者的实足年龄和总分，从指导书的智商表中即可查到相应的智商。在这里，实足年龄的计算是用测验的年、月、日减去出生年、月、日的结果计年和月份，凡超过15天或整15天的日数按一月计，不足15天的一律不计。

（三）结果解释

中国比内测验现在也是采用离差智商的计算法，但因其智商的平均数为100，标准差为16，故智商的分级标准不同于韦氏智商（见表3-7）。

表3-7 比内—西蒙量表

智力等级	智商范围	理论百分数
非常优秀	≥140	1.6
优秀	120～139	11.3
中上	110～119	18.1
中等	90～109	46.5
中下	80～89	14.5
边缘状态	70～79	5.6
智力缺陷	≤69	2.9

另外，智力缺陷又可分为轻度（IQ 为 50～69）、中度（IQ 为 25～49）和重度（IQ 为 25 以下）三个等级。

三、相关知识

比内—西蒙量表的最早版本是由法国心理学家比内（A. Binet）和医生西蒙（T. Simon）于 1905 年编制而成，称比内—西蒙量表。1905 年的量表有 30 个由易到难排列的题目，可用来测量各种各样的能力，特别侧重于测量判断、理解、推理能力，亦即比内所谓智力的基本组成部分。1908 年，比内发表修订后的比内—西蒙量表，删掉了 1905 年量表中不合适的测验项目，增加了一些新的测验项目，使总数达到 59 个。此外，在修订本中，他将测验成绩用"智力年龄"表示，并建立了常模，这是心理测验史上的一个创新。比内—西蒙量表的第二次修订本于比内不幸去世的 1911 年发表。这次修订没有重大变化，只是改变了几种年龄水平分组，并扩展到成人组。

自从比内—西蒙测验在世界上广为传播以来，我国心理学家就试图把智力测验移植到中国来。1924 年，陆志韦先生在南京发表了他所修订的《中国比内—西蒙智力测验》，它实际上来源于美国 1916 年修订的斯坦福—比内量表，适合于江浙儿童使用。1936 年，陆志韦和吴天敏又发表了第二次修订本，使用范围扩大到北方。第二次修订本对 6～14 岁受测者较为可靠，对 6 岁以下及 14 岁以上受测者虽能测验，但准确性稍差。1982 年，吴天敏教授对陆志韦第二次修订的比内测验又进行了第三次修订，称作"中国比内测验"。

与第二次修订本相比，第三次修订的中国比内测验做了较大修改，增删了部分项目，测题按难度顺序排列，测验对象年龄范围扩大到 2～18 岁，基本上每一年龄段 3 个试题，共计 51 个题目。在评定成绩的方式上，放弃了比率智商，而采用离差智商的计算方法来求 IQ。

此外，吴天敏教授考虑到教育、医疗部门对智力测验的实际需要，又编制了《中国比内测验简编》(简称"简编")。它由 8 个项目组成，题目均选自《第三次订正中国比内测验指导书》。吴天敏认为"简编"项目虽减少，但使用省时简便，虽粗略但尚属可靠。

四、注意事项

第一，主测者对受测者必须保持一般的和善态度。对于受测者的有关试题内容的探索性问题，一概支吾过去，比如对他说："你自己想一想。"对于他的答案，不论对与不对，都不要表示肯定或否定的神态，以免影响他的测验结果。

第二，施行测验之前，应安排好一间安静房子，内设一桌两凳。施测时主测者与受测者相对而坐。主测者可将指导书立在面前，以免受测者窥视主测者的记录，思想受到干扰。

第三，主测者必须按照各试题的时限控制时间，不可随意延长或缩短。时限不包括主测者用的时间。

第四，记录要尽量用受测者原话，以便根据真实材料核对分数。在测验进行过程中，主测者除按指导语让受测者回答试题外，凡属闲话，一概不说。

课后练习

1.1982 年完成的《中国比内测验》的修订者为（ ）

A. 龚耀先

B. 张厚粲

C. 陆志韦

D. 吴天敏

2. 按照中国比内测验的施测要求，连续有（ ）题不通过时，即停止测验

A.3

B.4

C.5

D.6

3. 中国比内测验的智商的平均数为 100，标准差为（ ）

A.15

B.16

C.17

D.18

4.在（　　）中，首次采用智力年龄表示测验成绩并建立了测验常模。

A.1905 年版比内—西蒙量表

B.1908 年版本内—西蒙量表

C.1916 年版斯坦福—比内量表

D.1960 年版斯坦福—比内量表

参考答案：1.D　2.C　3.B　4.B

第二节　人格测验

人格测验多达数百种，由于其依据的人格理论不同，所采用的方法也不同。但总的来讲，主要分为两大类：一类为结构明确的自陈量表；另一类为结构不甚明确的投射技术。由于投射技术的施测、记分和结果解释均太复杂，不是专业的心理测验人员很难掌握，故这里仅介绍几个常用的自陈量表。

第一单元　明尼苏达多相人格测验（MMPI）

一、学习目标

掌握明尼苏达多相人格测验的实施、记分与结果解释方法。

二、工作程序

（一）测验实施

1.测验材料

明尼苏达多相人格测验（MMPI）问世于 1943 年，由明尼苏达大学哈特卫（S. R. Hathaway）和麦金利（J. C. Mckinley）根据经验效标法编制而成。这里我们选用宋维真教授 1989 年修订的中文版本。

MMPI 共包括 566 个自我报告形式的题目，实际上为 550 个题目，其中 16 个题目为重复题。这些题目有的印在卡片上，有的印在小册子上。使用时可分个人式及分组式两种。所需时间最多的是 90 分钟，通常是 45 分钟。如果文化水平低可能超过 2 小时，精神病患者更长，如果只为了精神病临床诊断使用，可做前 399 题。

2. 适用范围

年满 16 岁、具有小学毕业以上文化水平、没有什么影响测验结果的生理缺陷者均可参加此测验。也有一些研究者认为，如果受测者合作并能读懂测验表上的每个问题，13 ～ 16 岁的少年也可以完成此测验。

3. 施测步骤

施测 MMPI 有两种主要形式：第一种为卡片式，即将测验题目分别印在小卡片上，让受测者根据自己的情况，将卡片分别投入贴有"是""否"及"无法回答"标签的盒内。第二种为手册式，通常是分题目手册和回答纸，让受测者根据题目手册按自己的情况在答案纸上逐条回答。如果受测者比较慌乱，不能按指导语要求去做，可以由固定的一个人将题目读给受测者听，并由主测者记录其反应，这样结果会更有效。卡片式适用于个别施测，手册式既可用于个别施测，也可用于团体施测。除以上两种操作形式外，还有供特殊受测者用的录音带形式及各种简略式（题目少于 399 个），但无特殊情况时，一般都采用 399 题或 566 题的问卷式。目前使用更广泛的是人机对话形式的计算机施测方式。

在进行测验前，主测者必须熟悉测验的全部材料（包括调查表的内容、简介及指导语），了解受测者的情况（如受测者的理解力、识字能力及身体状况）。进行测验的房间在亮度与温度方面要适当，并且尽可能保持安静。

在开始测验时，首先要把问卷封面的指导语读给受测者听，并说明做完全部测验大约需要多少时间。测验开始后，主测者要看一下每个受测者是否已在答卷纸上把姓名、性别、住址等项填写好，所答题目号数与答卷上的题号是否符合，等等。

（二）测验记分

1. 原始分的获得

记分方法有两种：一种是微电脑记分，将特制的回答纸放入光电阅读器内，结果便可计算出来。另一种是模板记分，需借助 14 张模板，每张模板上均有一定数量的与记分键相应的记分圆洞。具体步骤如下：

（1）将答卷纸上受测者对同一题目上划上两种答案的题号用颜色笔划去，与"无法回答"的题数相加，作为 Q 量表的原始分数。如果 566 题版本原始分数超过 30 分，或 399 题版本原始分超过 22 分，则答卷无效。

（2）将每个量表的记分模板依次覆盖在答卷纸上，数好模板上有多少个圆洞里画上了记号，这个数目就是此量表的原始分数，然后登记在答卷上此量表的原始分数栏内。

（3）在下列5个量表的原始分数上分别加上一定比例的K分：Hs +0.5K、Pd+0.4K、Pt +1.0K、Sc +1.0K、Ma +0.2K。

2. 原始分的转换

（1）由于每个量表的题目数量不同，各量表的原始分数无法比较，因此需要换算成T分数。转换分数的方法采用如下公式：

T=50+10（X-M）/SD

式中：X表示某一受测者在某一量表上所得的原始分数，又表示受测者所在样本组原始分数的平均数，SD表示该样本组原始分数的标准差。在测验说明书中附有换算表，可通过查表将原始分数直接换算成T分数。

（2）将各量表T分数（Hs、Pd、Pt、Sc、Ma为加K后的T分数）登记在剖析图上，各点相连即成为受测者人格特征剖析图（见图3-6）。

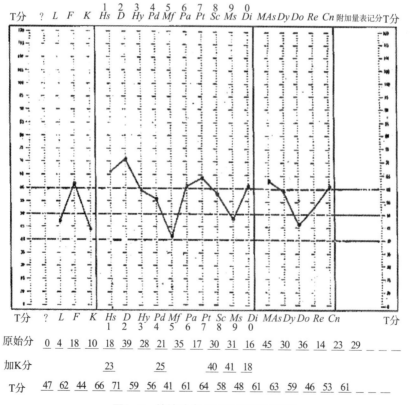

图3-6　某被试者 MMPI 剖析示意图

（三）结果解释

MMPI 的解释主要是考虑各量表的高分特点，如果那个分量表的 T 分在 70 以上（按美国常模），或 T 分在 60 分以上（中国常模），便视为可能有病理性异常表现或某种心理偏离现象。

三、相关知识

（一）关于明尼苏达多相人格测验

明尼苏达多相人格测验（Minnesota Multiphasic Personality Inventory，MMPI）问世于 1943 年，由明尼苏达大学教授哈特卫（S. R. Hathaway）和麦金利（J. C. Mckinley）合作编制而成。该测验的问世是自陈法人格测验发展史上的一个重要里程碑，对人格测验的研究进程产生了巨大影响。到目前为止，它已被翻译成各种文字版本达 100 余种，广泛应用于人类学、心理学和医学领域，是世界上最常引证的人格自陈量表。我国宋维真等已将其修订成适合中国情况的量表。

MMPI 是根据经验性原则建立起来的自陈量表。在选择调查表的每个问题时，哈特卫和麦金利二人进行了深入细致的工作。首先从大量病史、早期出版的人格量表及医生笔记中搜集了一千多个题目，然后就这些题目施测于正常人与病人受测者，并比较两组人对题目的反应。如两组对题目的反应确有差别，则该题保留，反之则予以淘汰。按此原则，共选取了 550 个题目，每一题目都是通过两组受测者的实际反应确定的，因而在以后测量其他人群时自然有辨别作用。

在 MMPI 之前的人格测验，只能测量很少的人格特征。哈特卫和麦金利二人希望编制一个能同时对人格作出"多相"评价的工具。为此，他们在编制此测验时不只采用一个异常组，而是根据当时流行的精神疾病分类，每种疾病确定为一个异常组，通过重复测验、交叉测验，最后确定出八个临床量表。后来增加的"男子气—女子气"量表的题目，是根据男女受测者的反应选择的；而"社会内向"量表的题目是根据大学生内向和外向两组的反应选择出来的。为了克服受测者的态度和反应定势的影响，在测验中还设定了三个效度量表。

临床量表如下：

（1）Hs（Hypochondriasis）疑病量表

（2）D（Depression）抑郁量表

（3）Hy（Hysteria）癔症量表

（4）Pd（Psychopathic deviate）社会病态量表

（5）Mf（Masculinity - femininity）男子气—女子气量表

（6）Pa（Paranoia）偏执狂量表

（7）Pt（Psychasthenia）精神衰弱量表

（8）Sc（Schizophrenia）精神分裂症量表

（9）Ma（Hypomania）轻躁狂量表

（10）Si（Social introversion）社会内向量表

效度量表如下：

（1）Q（Question）不能回答的问题，或用"？"代表

（2）L（Lie）说谎分数

（3）F（Validity）诈病量表

（4）K（Correction）校正分量表

1966年编制者对MMPI作了修订，称FormR，即现在的通用本。FormR的内容无改变，只是对题目的顺序作了重新排列，把与临床有关的题目集中在前399题，后面的题目主要用于研究。如果只是为了精神病的临床诊断，仅做前399题便可以了。1989年，MMPI出版者对MMPI做了重大修改，推出了MMPI-2。目前，我国也有MMPI及MMPI-2的修订版本，但后者不及前者应用广泛。

（二）MMPI的量表及其意义

MMPI共有14个量表（研究量表未算在内），其中临床量表10个，效度量表4个，均集中在1～399题。

1.临床量表

（1）疑病（Hs）：共33个题目，它反映受测者对身体功能的不正常关心。得分高者即使身体无病，也总是觉得身体欠佳，表现疑病倾向。量表Hs得分高的精神障碍患者，往往有躯体化障碍、疑病症、神经衰弱等临床诊断。

（2）抑郁（D）：共60个题目，它与忧郁、淡漠、悲观、思想与行动缓慢有关，分数太高可能会自杀。得分高者常被诊断为抑郁性神经症或抑郁症。

（3）癔症（Hy）：共60个题目，评估用转换反应来对待压力或解决矛盾的倾向。得分高者多表现为依赖、天真、外露、幼稚及自我陶醉，并缺乏自知力，往往被诊断为癔症（转换性癔症）。

（4）社会病态（Pd）：共50个题目，可反映受测者性格的偏离。高分数的人表现为脱离一般的社会道德规范，蔑视社会习俗，常有复仇攻击观念，并不能从惩罚中吸取教训。在精神障碍患者中，多诊断为人格异常，包括反社会人格和被动攻击性人格。

（5）男子气—女子气（Mf）：共60个题目，主要反映性别色彩。高分数的男人

表现为敏感、爱美、被动、女性化，他们缺乏对异性的追求。高得分的妇女被看作男性化、粗鲁、好攻击、自信、缺乏情感、不敏感，在极端的高分情况下，则应考虑有同性恋倾向和同性恋行为。

（6）偏执（Pa）：共 40 个题目，高分提示具有多疑、孤独、烦恼及过分敏感等性格特征。如 T 超过 70 分则可能存在偏执妄想，尤其是合并 F、Sc 量表分数升高者，极端的高分者被诊断为精神分裂症偏执型或偏执性精神病。

（7）精神衰弱（Pt）：共 48 个题目，高分数者表现紧张、焦虑、反复思考、强迫思维、恐怖以及内疚感，他们经常自责、自罪，感到不如人和不安。Pt 量表与 D 和 Hs 量表同时升高则是一个神经症测图。

（8）精神分裂症（Sc）：共 78 个题目，高分者常表现为异乎寻常的或分裂的生活方式，如不恰当的情感反应、少语、特殊姿势、怪异行为、行为退缩与情感脆弱。极高的分数（ $T > 80$ ）者可表现妄想、幻觉、人格解体等精神症状及行为异常。几乎所有的精神分裂症患者的 T 得分都为 80～90，如只有 Sc 量表高分而无 F 量表 T 分升高，常提示为类分裂性人格。

（9）轻躁狂（Ma）：共 46 个题目，高得分者常为联想过多过快、活动过多、观念飘忽、夸大而情绪高昂、情感多变。分数极高者，可能表现情绪紊乱、反复无常、行为冲动，也可能有妄想。量表 Ma 得分极高（ $T > 90$ ）可考虑为躁狂症或双相障碍的躁狂症。

（10）社会内向（Si）：共 70 个题目。高分数者表现内向、胆小、退缩、不善交际、屈服、过分自我控制、紧张、固执及自罪。低分数者表现外向、爱交际、富于表情、好攻击、健谈、冲动、不受拘束、任性、做作、在社会关系中不真诚。

2. 效度量表

（1）疑问（Q）：对问题毫无反应及对"是"和"否"都有反应的题目总数，或称"无回答"的得分。高得分者表示逃避现实，若在前 399 题中原始分超过 22 分，则提示临床量表不可信。

（2）说谎（L）：共 15 个题目，是追求过分的尽善尽美的回答。高得分者总想让别人把他看得要比实际情况更好，他们连每个人都具有的细小短处也不承认。L 量表原始分超过 10 分时，就不能信任 MMPI 的结果。

（3）诈病（F）：共 64 个题目，多为一些比较古怪或荒唐的内容。分数高表示受测者不认真、理解错误，表现出一组互相无关的症状，或在伪装疾病。如果测验有效，F 量表是精神病程度的良好指标，其得分越高暗示着精神病程度越重。

（4）校正（K）：共 30 个题目，是对测验态度的一种衡量，其目的有两个：一是判别受测者接受测者验的态度是不是隐瞒，或是防卫的；二是根据这个量表修正临床量表的得分，即在几个临床量表上分别加上一定比例的 K 分。

（三）对 MMPI 的评价

MMPI 是目前国际上应用最广的人格测验，范围之大已远远超过了传统的罗夏测验。它适用于多种不同的情况，对于临床工作和理论研究均不失为一项杰出的工具。MMP1 的各个分量表都是根据经验法编制的，而且对于分数的解释也是以经验为基础，较为客观，不像其他人格测验那样随意性大，故用此量表鉴别各种精神病患者，与临床诊断的符合率较高。因为 MMPI 在编制过程中采用正常与异常两组受测者为样本，所以不但可提供医疗上的诊断，而且也可用于正常人的个性评定。其次，MMPI 首次将效度量表纳入人格测验，并成为解释过程中的一个组成部分，提高了测验的诊断价值。

四、注意事项

第一，进行测验之前，一定要让受测者知道这个测验的重要性以及对他的好处，以便得到他的合作。如果有的受测者仍然轻率从事或不愿暴露自己，主测者就要凭自己的经验尽可能弄清情况，做好工作，争取受测者的合作，并详细记录测验时受测者的表现。

第二，应该向受测者讲清楚，如果他遇到什么问题不能回答，可以空下来，但应尽量回答，不要让空着的问题太多。还要告诉受测者不要对每个问题做过多的考虑，个性各有不同，对每个问题的回答无所谓正确与不正确，好与不好，完全不必有顾虑。

第三，如果受测者问"有些想法以前有过，而现在没有了，该如何作答"时，可以告诉他以目前情况为准。

第四，填写此调查表耗时长而又枯燥，如果一个人情绪焦虑或不稳定，经常表现出对完成这个任务不耐烦，这时可将测验分成几次完成。也可以用录音带或由一个固定的人将题目读给受测者听，由受测者或主测者记录他的反应，这样可能得到满意的结果。

第五，在使用 MMPI 的临床量表时，最好用英文缩写字母或者数字符号，而不要直接使用中文全译名称。因为，有些量表的名称与量表所测量的内容已经有较大的出入，容易导致误解、误判、误读。例如，用"量表 7"，或"Pt 量表"字样，而不用"精神衰弱量表"字样。

课后练习

1. MMPI 是采用（　　　）编制的客观化测验

A. 因素分析法

B. 经验效标法

C. 总加评定法

D. 理论推演法

2. 按照中国常模标准，可将 MMPI 正常与异常的划界分确定为 T 分等于（　　　）分

A.60

B.65

C.70

D.75

3. 在 MMPI 的临床量表中，英文缩写（　　　）代表轻躁狂量表

A.D

B.Hs

C.Ma

D.Sc

4. MMPI 一共有 566 个条目，其中包括 10 个临床量表和（　　　）个效度量表

A.3

B.4

C.5

D.6

参考答案：1.B　2.A　3.C　4.B

第二单元　卡氏16种人格因素测验（16PF）

一、学习目标

掌握卡氏 16 种人格因素测验的实施、记分与结果解释方法。

二、工作程序

（一）测验实施

1. 测验材料

卡氏 16 种人格因素测验首先由美国卡特尔（R. B. Cattell）教授所编制，是用因素分析法编制问卷的典范。我们这里选用的卡氏 16 种人格因素测验中文版由戴忠恒和祝蓓里于 1988 年修订完成。

本测验共有 187 个题目，印在一本小册子上，都是关于个人兴趣和态度等的问题，另有答卷纸一张。

2. 适用范围

本测验适用范围很广，凡是有相当于初中以上文化程度的青壮年和老年人都适用。16PF 属于团体实施的量表，当然也可以个别施测。

3. 施测步骤

测验时，先给每个受测者发一份答卷纸，受测者首先必须把姓名、性别、年龄、测验日期等写在答卷纸上。然后下发试题，翻到测题的说明部分，让受测者边看边听主测者朗读说明部分。接着，回答答卷纸左上方的四个例题，受测者掌握了答题方式之后，才可开卷正式测验。

本测验每一测题有三个可供选择的答案（A、B、C），答卷纸上相应地附有三个方格，请受测者将所选择的答案以"√"为符号填在相应的方格内，即：如果选择"a"答案，就在第一个方格内划"√"；选择"b"答案，就在第二个方格内划"√"；选择"c"答案，就在第三个方格内划"√"。按此规则，对答卷纸上方的四个例题做练习。

本测验没有时间限制，但受测者应以直觉性的反应，依次作答，无须迟疑不决，拖延时间。对每个问题的回答并没有好与不好之分，只是表明自己的态度，请受测者尽量表达自己的意见。

应当记住的是：

（1）每一测题只能选择一个答案。

（2）不可漏掉任何测题。

（3）尽量不选择中性答案。

（4）有些题目受测者可能从未思考过，或者感到不太容易回答。对于这样的题目，同样要求受测者作出一种倾向性的选择。

（二）测验记分

1. 原始分的获得

每一测题有 a、b、c 三个答案，根据受测者对每一问题的回答，分别对 a、b、c 记为 0、1、2 或 2、1、0 分。聪慧性（因素 B）量表的题目有正确答案，每题答对得 1 分，答错得 0 分。测验一般用模板记分，模板有两张，每张可为 8 个量表记分。未记分前，应先检查答案有无明显错误及遗漏，若遗漏太多或有明显错误，则必须重测以求真实可信。

2. 原始分的转换

使用记分模板只能得到各个量表的原始分数，尚需要通过查 16 种人格因素常模表将其换算成标准分数（标准 10 分）。然后按各量表标准 10 分在剖析图上找到相应圆点，将各点连接成曲线，即可得到受测者的人格剖析图（见图 3-7）。

人格因素	原分	标准分	低分者特征	标准十分 1 2 3 4 5 6 7 8 9 10	高分者特征
A			缄默孤独	A	乐群外向
B			迟钝、常识浅薄	B	聪慧、富有才识
C			情绪激动	C	情绪稳定
E			谦逊顺从	E	好强固执
F			严肃审慎	F	轻松兴奋
G			权宜敷行	G	有恒负责
H			畏怯退缩	H	冒险敢为
I			理智、着重实际	I	敏感、感情用事
L			信赖随和	L	怀疑、刚愎自用
M			现实、合乎成规	M	幻想、狂放不羁
N			坦白、直率、天真	N	精明能干、世故
O			安详沉着、有自信心	O	忧郁、烦恼多端
Q₁			保守、服从传统	Q₁	自由批评激进
Q₂			依赖、随群附众	Q₂	自立、当机立断
Q₃			矛盾冲突、不明大体	Q₃	知己知彼，自律严谨
Q₄			心平气和	Q₄	紧张困扰

卡式16PF。AB种修订合订本

标准分	1	2	3	4	5	6	7	8	9	10	依统计约等于之成人
	2.3%	4.4%	9.2%	15.0%	19.1%	19.1%	15.0%	9.2%	4.4%	2.3%	

图3-7 受测者人格剖析图

（三）结果解释

本测验的 16 种人格因素中，1 ～ 3 分为低分，8 ～ 10 分为高分。根据受测者在各因素上的得分，对照上文或相关知识部分各因素的高低分特征，即可了解受测者的人格特征。

如果将相应的标准分代入次元人格因素分数的计算公式或特殊应用公式，还可诊断并预测其他各种人格特点。

一次元人格因素：

（1）适应与焦虑性。

（2）内向与外向性。

（3）感情用事与安详机警性。

（4）怯懦与果断性。

三、相关知识

（一）关于卡氏 16 种人格因素测验

卡氏 16 种人格因素测验（Sixteen Personality Factor Questionnaire，16PF）是美国伊利诺伊州大学人格及能力测验研究所卡特尔教授（R．B．Cattell）经过几十年的系统观察、科学实验以及用因素分析统计法慎重确定和编制而成的一种精确可靠的测验。与其他类似测验相比较，它能以同等的时间（约 40 分钟）测量更多方面主要的人格特质，并可作为了解心理障碍的个性原因及心理疾病诊断的重要手段，也可用于人才的选拔。凡具相当于初三及以上文化程度的青壮年和老年人均适用。

16PF 所测量的人格因素的名称及其字母代号见表 3-8。

表3-8 16种人格因素的名称及其字母代号

代号	因素名称	代号	因素名称	代号	因素名称	代号	因素名称
A	乐群性	F	兴奋性	L	怀疑性	Q_1	实验性
B	聪慧性	G	有恒性	M	幻想性	Q_2	独立性
C	稳定性	H	敢为性	N	世故性	Q_3	自律性
E	恃强性	I	敏感性	O	忧虑性	Q_4	紧张性

（二）卡特尔的人格理论

卡特尔是持特质理论的心理学家，特质这一概念表示在不同时间和不同情况下行为的某种类型和规律性。

在卡特尔的人格理论中，他把每一个人所具有的独特的特质称为"个别特质"（Unique Traits），群体的成员都具有的特质称为"共同特质"（Common Traits）。群体中的每个成员虽然都具有共同的特质，但这些特质在个别人身上的强度和情况是不同的，并且这些特质在同一个人身上也是随不同时间而有所不同。

卡特尔把人的个性结构分为表面特质和根源特质是十分重要的。他认为人的表面特质（surface traits）是指一个人经常发生的、从外部可以直接观察到的行为表现；而根源特质（source traits）则是通过因素分析方法发现的，是制约着表面特质的潜在基础。卡特尔从许多人的行为表现中抽取出 16 种根源特质，他称为"个性因素"，认为人的所作所为无一不受根源特质的影响。根源特质是内蕴的，是构成个性的基本特质。

卡特尔还认为，在 16 种根源特质中，有的起源于体质因素，他称为"素质特质"（constitutional traits），有的起源于环境因素，他称为"环境铸模性特质"（envi-ronmental-mold traits）。这两种特质又都同动力特质、能力特质和气质特质有关。动力特质（dynamic traits）促使人朝着一定的目标去行动，它们是人格的动机性因素；能力特质（ability traits）决定一个人如何有效地完成预定的目标，其中最为重要的是智慧；气质特质（temperament traits）是遗传而来的因素，决定一个人对情境作出反应时所表现的能力强弱、速度快慢和情绪状况，主要与目标方向活动的情绪性方面有关。

这些特质构造之间的关系见图 3-8。

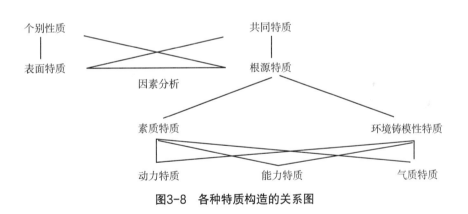

图3-8 各种特质构造的关系图

事实上，卡特尔的特质理论比以上所述要复杂得多，并已成为以后几个人格问卷编制的基础理论。

（三）16 个因素的名称和高分、低分人格特征

因素 A- 乐群性：高分者外向、热情、乐群，术语称"环性情感"或"高情感"；低分者缄默、孤独、冷淡，术语称"分裂情感"。

因素 B- 聪慧性：高分者聪明、富有才识、善于抽象思维，术语称"高 8"；低分者思想迟钝、学识浅薄、抽象思维能力弱，术语称"低 3"。

因素 C- 稳定性：高分者热情稳定而成熟，能面对现实，术语称"高自我力量"；低分者情绪激动，易生烦恼，术语称"低自我力量"。

因素 E- 恃强性：高分者好强、固执、独立、积极，术语称"支配性"；低分者谦逊、顺从、通融、恭顺，术语称"顺从性"。

因素 F- 兴奋性：高分者轻松兴奋、随遇而安，术语称"澎湃激荡"；低分者严肃、审慎、冷静、寡言，术语称"平静"。

因素 G- 有恒性：高分者有恒负责，做事尽职，术语称"高超我"；低分者缺乏奉公守法精神，术语称"低超我"。

因素 H- 敢为性：高分者冒险敢为、少有顾虑，术语称"交感免疫性"；畏怯退缩、缺乏自信，术语称"威胁反应性"。

因素 I- 敏感性：高分者敏感、感情用事，术语称"娇养性情绪过敏"；低分者理智、着重现实、自食其力，术语称"积极度现实感"。

因素 L- 怀疑性：高分者怀疑、刚愎、固执己见，术语称"投射紧张"；低分者信赖随和、易与人相处，术语称"放松"。

因素 M- 幻想性：高分者幻想、狂放任性，术语称"我向性"或"自向性"；低分者现实、合乎成规、力求完善合理，术语称"实际性"。

因素 N- 世故性：高分者精明能干、世故，术语称"机灵性"；低分者坦白、直率、天真，术语称"朴实性"。

因素 O- 忧虑性：高分者忧虑抑郁、烦恼自扰，术语称"易于内疚"；低分者安详、沉着、通常有自信心，术语称"信念把握"。

因素 Q- 实验性：高分者自由、激进，不拘泥于现实，术语称"激进性"；低分者保守，尊重传统观念与道德准则，术语称"保守性"。

因素 Q2- 独立性：高分者自力自强、当机立断，术语称"自给自足"；低分者依赖、随群、附和，术语称"团体依附"。

因素 Q3- 自律性：高分者知己知彼、自律谨严，术语称"高自我概念"；低分者矛盾冲突、不顾大体，术语称"低整合性"。

因素 Q4- 紧张性：高分者紧张困扰、激动挣扎，术语称"高能量紧张"；低分者心平气和、闲散宁静，术语称"低能量紧张"。

四、总结

第一，测验过程中必须使用经协作组修订过的卡氏16种人格因素问题和答卷，不得改变任一测题所规定的语句或者超出允许的范围给予受测者以帮助。

第二，本测验共有 187 个问题，都是有关个人的兴趣和态度等问题。每个人对这些问题是会有不同看法的，回答也是不同的，因而对问题如何回答，并没有对与不对之分，让受测者不要有所顾虑。

第三，测验时，先完成答卷纸上的 4 个例题，让受测者练习在小方格内对每一例题相应的小方格内打上符号的方式表示自己的选择。受测者掌握了答题方式之后，方可开卷正式测验。

第四，要按手册规定的程序和方式实施。确保受测者每一测题只选择一个答案，没有遗漏任何测题，且尽量不选择中性答案。测验时要使用统一的指导语并严格遵守时间的限制。

课后练习

1.卡特尔 16 种人格因素测验是采用（　　　　）编制的

A.逻辑分析法

B.因素分析法

C.经验效标法

D.综合法

2.关于 16PF 的实施方法，最准确的描述应该是（　　　　）

A.只用于团体实施的量表

B.属于可团体实施的量表

C.只用于个别实施的量表

D.属于可个别实施的量表

3.一般将 16PF 测验结果得到的原始分数转化成（　　　　）

A.标准九分

B.标准十分

C.标准二十分

D.T 分数

4.在 16PF 次元人格特征中，人云亦云、优柔寡断是（　　　　）的低分特征

A.适应于焦虑性

B.内向与外向性

C.感情用事与安详机警性

D.怯懦与果断性

5.在 16PF 测验中，（　　　　）因素的高分特征为好强、固执、独立、积极

A. 乐群性

B. 稳定性

C. 敢为性

D. 恃强性

参考答案：1.B　2.B　3.B　4.D　5.D

第三单元　艾森克人格问卷（EPQ）

一、学习目标

掌握艾森克人格问卷的施测、记分与结果解释方法。

二、工作程序

（一）测验实施

1. 测验材料

艾森克人格问卷（EPQ）是由英国艾森克（H. J. Eysenck）教授和其夫人根据因素分析法编制的，最早于 1975 年出版。我们这里选用的是龚耀先教授 1984 年修订的艾森克人格问卷中文版。

EPQ 分为成人和幼年两套问卷，各包括精神质（P）、内外向（E）、神经质（N）和说谎（L）四个量表，均为 88 个项目。一个项目只负荷一个维度因素，P、E、N 和 L 量表在成人和幼年问卷分别包括 23、21、24、20 个项目和 18、25、23、22 个项目。

2. 适用范围

EPQ 成人问卷用于调查 16 岁及以上成人的个性类型，幼年问卷用于调查 7 ～ 15 岁幼年的个性类型。不同文化程度的受测者均可以使用。

3. 施测步骤

EPQ 的成人和幼年问卷的每一个项目只要求受测者回答一个"是"或"否"。一定要作一回答，而且只能回答"是"或"否"。发卷后向受测者说明方法，便由他自己逐条回答，这是纸笔测验的一种。

问卷上印有所有项目，幼儿答卷上印有题号和"是"与"不是"，成人答卷上印有"是"和"否"。受测者将问卷与答卷对齐，然后逐条回答，只需在"是"或"不是"上划"√"便可。测验可以个别进行，也可以团体进行。

（二）测验记分

1. 原始分的获得

每一项目都规定了答"是"或"不是"。如果规定答"是"，则在划了"是"时记1分，划了"不是"不记分；同理，如果规定答"不是"，则在划了"不是"时记1分，划了"是"不计分。

2. 原始分的转换

根据受测者在各量表上获得的总分（粗分），按年龄和性别常模换算出标准T分，便可分析受测者的个性特点。

在中国修订版的报告单上一般有两个剖析图，一个是EPQ剖析图，一个是E、N关系图，据此可直观地判断出受测者的内、外向性、精神质以及情绪稳定性，还可判断其气质类型。

第一剖析图是仿MMPI等个性问卷剖析图的方法制出。在各量表位置注明了T分度，画了区分中间（实线）和倾向（虚线）各范围的划界线。得到某一受测者的各量表粗分后，在性别和年龄相应的T分表上查出T分，在各量表位置上加以标明，然后将各量表标点连接，便得到一个量表剖析图（见图3-9）。

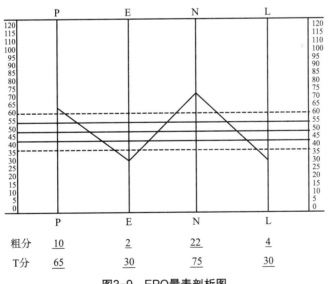

图3-9　EPO量表剖析图

为了说明量表的相互关系，还可将E和N另作一剖析图，即第二图（见图3-10）。因为无论是内向或外向的人，都会有情绪稳定或不稳定之分。因此，x轴为E维度，

y轴为N维度，于T50处垂直相交，划分四相：即内向，稳定；内向，不稳定；外向，稳定；外向，不稳定。同时画有中间（实线）和倾向（虚线）的划界线。得知某人的E分和N分后，在此剖析图可找到E和N的交点（EN点），便得知此受测者个性特点。

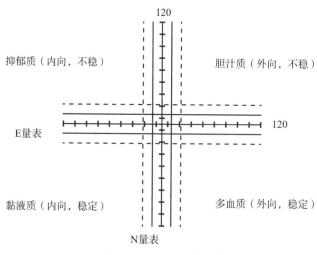

图3-10　E和N的关系图

（三）结果解释

根据标准差的面积分布，得知 $M \pm 0.67SD$ 所占面积约为全体的50%，$M \pm 1.15SD$ 时约为全体的75%。因此规定各量表的 T 分在43.3～56.7分为中间型，各量表的 T 分在38.5～43.3分或56.7～61.5分为倾向型，而 T 分在38.5分以下或61.5分以上为典型型。

以内外向为例，T 分在43.3～56.7分为中间型，T 分在38.5～43.3分倾向内向，T 分在56.7～61.5分倾向外向，T 分在38.5分以下为典型内向，T 分在61.5分以上为典型外向。P、N、L量表类推。

另外，根据受测者得分的所在象限还可了解其气质特点。

三、相关知识

（一）关于艾森克人格问卷

艾森克人格问卷（Eysenck Personality Questionnaire，EPQ）是英国伦敦大学心理系和精神病学研究所艾森克教授（H.J. Eysenck）编制的，分儿童（7～15岁）和成人（16岁及以上）两种类型。经过多次修订，在不同人群中测试，已经获得可靠的信度和效度，在国际上广泛应用。

（二）EPQ 的发展及理论

EPQ 是从艾森克以往的几个个性调查表发展起来的。首先是 Maudstey 医学问卷（Maudstey Medical Questionaire，简称 MMQ，1952），有 40 个项目，主要调查神经质（N 量表，即 Neuroticism）；其后是个性调查表（Maudstey Personality Inventory，简称 MPI，1959），由 E 量表（外向 Extrovision 和内向 Introvision）和 N 量表组成；1964 年在上述 N 和 E 量表外再加上 L 量表（Lie，掩饰，虚假）成为艾森克个性调查目录（EPJ）。1975 年再加入 P 量表（Psychoticism，精神质）成为现在的艾森克人格问卷（EPQ）。

内、外向个性维度首先是 C. G. Jung 提出的，他是从精神动力学出发，按力比多（Libido）表现方式来分的。艾森克只用此名称，他编制该量表是以实验室和临床依据为基础的。他认为 E 维因素与中枢神经的兴奋、抑制的强度密切相关，N 维因素与植物性神经的不稳定性密切相关。艾森克认为遗传不仅对 E 和 N 因素有强烈影响，而且也与 P 因素有关。

他认为正常人也具有神经质和精神质，高级神经的活动如果在不利因素影响下向病理方面发展，神经质可发展成为神经症，精神质可发展成为精神病。因此，神经质和精神质并不是病理的，不过有些精神病和罪犯是在前者的基础上发展起来的。P 量表发展较晚，其中的项目是根据正常人和病人具有的特质经过筛选而来的，不及 E 量表和 N 量表成熟。L 量表是测验受测者的"掩饰"倾向，即不真实的回答，同时也有测量受测者的淳朴性的作用。L 量表并没有划分有无掩饰的确切标准，要看所测样本的一般水平以及受测者的年龄。一般来说成人的 L 分值因年龄而升高，儿童则因年龄而降低。

（三）量表构成与解释

EPQ 是由 P、E、N、L 四个量表组成，主要调查内外向（E）、情绪的稳定性（N）和精神质（P）三个个性维度。这也是艾森克的多维个性论。

关于各量表的简要解释分述如下：

E（内向—外向）：分数高表示人格外向，可能好交际，渴望刺激和冒险，情感易于冲动。分数低表示人格内向，可能好静，富于内省，除了亲密的朋友外，对一般人缄默冷淡，不喜欢刺激，喜欢有秩序的生活方式，情绪比较稳定。

N（神经质）：反映的是正常行为，并非指神经症。分数高者常常焦虑、担忧、郁郁寡欢、忧心忡忡，遇到刺激有强烈的情绪反应，以致出现不够理智的行为。分数低者情绪反应缓慢且轻微，很容易恢复平静，他们通常稳重、性情温和、善于自我控制。

P（精神质）：并非暗指精神病，它在所有人身上都存在，只是程度不同。高分者可能是孤独、不关心他人，难以适应外部环境，不近人情，感觉迟钝，与他人不友好，喜欢寻衅搅扰，喜欢做奇特的事情，并且不顾危险。低分者能较好地适应环境，态度温和、不粗暴、善从人意。

四、注意事项

第一，每一项目要求受测者一定要作出回答，而且只能回答"是"或"否"，不得遗漏。

第二，在问卷上印有指导语，在施测时必须让受测者读懂指导语。

课后练习

1. 艾森克人格问卷是采用（　　　）编制的

A. 逻辑分析法

B. 因素分析法

C. 经验效标法

D. 综合法

2. 下列测验方法中可分为成人和幼年两套问卷的是（　　　）

A. MMPI

B. 16PF

C. EPPS

D. EPQ

3. 一位受测者在 EPQ 的 N 量表上 T 分为 60 分，则其情绪特点为（　　　）

A. 典型情绪稳定

B. 典型情绪不稳定

C. 倾向情绪稳定

D. 倾向情绪不稳定

4. 在 EPQ 的 E 和 N 的关系图中，外向、情绪不稳定型性格对应的气质类型为
（　　　）

A. 多血质

B. 胆汁质

C. 黏液质

D. 抑郁质

5.EPQ 共有 4 个人格量表，其中英文缩写 E 指的是（　　　）量表

A. 神经质

B. 精神质

C. 内外向

D. 掩饰性

参考答案：1.B　2.D　3.D　4.B　5.C

第三节　心理与行为问题评估

心理与行为问题的评估就其内容来分，可以分为诊断量表、症状量表和其他量表；按其病种分为抑郁量表、焦虑量表和躁狂量表等；就其评定的方式而言，可以分为自评量表与他评量表。作为心理咨询师三级的学员，需要掌握以下几个自评量表。

第一单元　90项症状清单（SCL -90）

一、学习目标

掌握 90 项症状清单的实施、记分和结果解释方法。

二、工作程序

（一）测验实施

1.测验材料

90 项症状清单（SCL-90），又名"症状自评量表"，由德若伽提斯（L R. Derogatis）编制于 1975 年。本量表共有 90 个项目，包含有较广泛的精神症状学内容，从感觉、情感、思维、意识、行为直至生活习惯、人际关系、饮食睡眠等，均有涉及，并采用 9 个因子分别反映 9 个方面的心理症状情况。

2. 适用范围

（1）在精神科和心理咨询门诊中，作为了解就诊者或咨询者心理卫生问题的一种评定工具。

（2）在综合性医院中，常以SCL-90了解躯体疾病患者的精神症状。

（3）应用SCL-90调查不同职业群体的心理卫生问题，从不同侧面反映各种职业群体的心理卫生问题。

3. 施测步骤

（1）在开始评定前，先由工作人员把总的评分方法和要求向受测者交代清楚，然后让其作出独立的、不受任何人影响的自我评定，并用铅笔（便于改正）填写。它的每一个项目均采取5级评分制，具体说明如下：

①没有：自觉无该项症状（问题）。

②很轻：自觉有该项症状，但对受测者并无实际影响，或影响轻微。

③中度：自觉有该项症状，对受测者有一定影响。

④偏重：自觉常有该项症状，对受测者有相当程度的影响。

⑤严重：自觉该症状的频度和强度都十分严重，对受测者的影响严重。

这里所指的"影响"，包括症状所致的痛苦和烦恼，也包括症状造成的心理社会功能损害。"轻""中""重"的具体定义，则应由自评者自己去体会，不必做硬性规定。

（2）对于文化程度低的自评者，可由工作人员逐项念给他听，并以中性的、不带任何暗示和偏向的方式把问题本身的意思告诉他。

（3）评定的时间范围是"现在"或者是"最近一个星期"的实际感觉。

（4）评定结束时，由本人或临床医生逐一查核，凡有漏评或者重复评定的，均应提醒自评者再考虑评定，以免影响分析的准确性。

（二）测验记分

SCL-90的统计指标主要为两项，即总分和因子分。

1. 总分

90个项目单项分相加之和，能反映其病情严重程度。

总均分：总分/90，表示从总体情况看，该受测者的自我感觉位于1～5级间的哪一个分值程度上。

阳性项目数：单项分≥2的项目数，表示受测者在多少项目上呈现有"症状"。

阴性项目数：单项分=1的项目数，表示受测者"无症状"的项目有多少。

阳性症状均分：（总分—阴性项目数）/阳性项目数，表示受测者在"有症状"项目中的平均得分。反映该受测者自我感觉不佳的项目，其严重程度究竟介于哪个范围。

2.因子分

共包括 10 个因子，即所有 90 项目分为 10 大类。每一因子反映受测者某一方面的情况，因而通过因子分可以了解受测者的症状分布特点，并可作廓图（Profile）分析。

（三）结果解释

量表作者并未提出分界值，按全国常模结果，总分超过 160 分，或阳性项目数超过 43 项，或任一因子分超过 2 分，可考虑筛选阳性，需进一步检查。

三、相关知识

（一）90 项症状清单

90 项症状清单，又名"症状自评量表"。

由于本量表内容量大，反映症状丰富，较能准确刻画病人自觉症状的特点，故可广泛应用于精神科或心理咨询门诊，作为了解就诊者或来访者心理卫生问题的一种评定工具，也可评定咨询前后病情演变的疗效。

（二）各因子名称、所包含项目及简要解释

1.躯体化（Somatization）

躯体化包括 1、4、12、27、40、42、48、49、52、53、56 和 58，共 12 项。该因子主要反映主观的躯体不适感，包括心血管、胃肠道、呼吸等系统的主述不适以及头疼、背痛、肌肉酸痛和焦虑的其他躯体表现。

2.强迫症状（Obsessive - Compulsive）

强迫症状包括 3、9、10、28、38、45、46、51、55 和 65，共 10 项。它与临床强迫症表现的症状、定义基本相同。主要指那种明知没有必要但又无法摆脱的无意义的思想、冲动、行为等表现；还有一些比较一般的感知障碍，如脑子"变空"了，"记忆力不好"等，也在这一因子中反映出来。

3.人际关系敏感（Interpersonal Sensitivity）

人际关系敏感包括 6、21、34、36、37、41、61、69 和 73，共 9 项。它主要指某些个人不自在感和自卑感，尤其是在与他人相比较时更突出。自卑、懊丧以及在人际关系中明显不好相处的人，往往是这一因子获高分的对象。

4.抑郁（Depression）

抑郁包括 5、14、15、20、22、26、29、30、31、32、54、71 和 79，共 13 项。它反映的是与临床上抑郁症状群相联系的广泛的概念。抑郁苦闷的感情和心境是代表性症状，还以对生活的兴趣减退、缺乏活动愿望、丧失活动力等为特征，并包括失望、悲观、与抑郁相联系的其他感知及躯体方面的问题。该因子中有几个项目包括了死亡、自杀等概念。

5. 焦虑（Anxiety）

焦虑包括 2、17、23、33、39、57、72、78、80 和 86，共 10 个项目。它包括一些通常在临床上明显与焦虑症状相联系的精神症状及体验，一般指那些无法静息、神经过敏、紧张以及由此而产生的躯体征象，那种游离不定的焦虑及惊恐发作是本因子的主要内容，还包括一个反映"解体"的项目。

6. 敌对（Hostility）

敌对包括 11、24、63、67、74 和 81，共 6 项。主要从思维、情感及行为三方面来反映受测者的敌对表现。其项目包括从厌烦、争论、摔物直至争斗和不可抑制的冲动爆发等各个方面。

7. 恐怖（Phobia Anxiety）

恐怖包括 13、25、47、50、70、75 和 82，共 7 项。它与传统的恐怖状态或广场恐怖所反映的内容基本一致。引起恐怖的因素包括出门旅行、空旷场地、人群、公共场合及交通工具等。此外，还有反映社交恐怖的项目。

8. 偏执（Paranoid Ideation）

偏执包括 8、18、43、68、76 和 83，共 6 项。偏执是一个十分复杂的概念。本因子只是包括了一些基本内容，主要指思维方面，如投射性思维、敌对、猜疑、关系妄想、被动体验与夸大等。

9. 精神病性（Psychoticism）

精神病性包括 7、16、35、62、77、84、85、87、88 和 90，共 10 项。其中有幻听、思维播散、被控制感、思维被插入等反映精神分裂样症状的项目。

10. 其他

其他包括 19、44、59、60、64、66 及 89 共 7 个项目，主要反映睡眠及饮食情况。

四、注意事项

第一，量表项目全面性不够，缺乏"情绪高涨""思维飘忽"等项目，使其在躁症或精神分裂症患者组中的应用受到了一定限制。

第二，筛选阳性只能说病人可能患有心理疾病，并不是说他 / 她一定患有心理疾病。要做出心理疾病的诊断，必须进行面谈并参照相应疾病的诊断标准。

课后练习

1.关于 SCL-90，下列说法中不正确的是（　　　　）

A. 采用 5 级评分

B. 包括 10 个因子

C. 共有 90 个项目

D. 属于他评量表

2.SCL-90 的统计指标主要有两项，即总分和（　　　　）

A. 阳性项目数

B. 阴性项目数

C. 阳性项目均分

D. 因子分

3.在 SCL-90 的评分中，所谓阳性项目数指的是单项分（　　　　）的项目数

A. 1

B. ≥ 1

C. 2

D. ≥ 2

参考答案：1.D　2.D　3.D

第二单元　　抑郁自评量表

一、学习目标

掌握抑郁自评量表的实施、记分与结果解释方法。

二、工作程序

（一）测验实施

1.测验材料

抑郁自评量表（SDS）由 W.K. Zung 编制于 1965 年。本量表含有 20 个反映抑郁主观感受的项目，每个项目按症状出现的频度分为四级评分，其中 10 个为正向评

分，10个为反向评分。

2. 适用范围

本量表可以评定抑郁症状的轻重程度及其在治疗中的变化，特别适用于发现抑郁症病人。其评定对象为具有抑郁症状的成年人。

3. 施测步骤

（1）在自评者评定以前，一定要让受测者把整个量表的填写方法及每条问题的含义都弄明白，然后作出独立的、不受任何人影响的自我评定。

对20个项目评定时依据的等级标准为：

①没有或很少时间。

②少部分时间。

③相当多时间。

④绝大部分或全部时间。

填写时，要求受测者仔细阅读每一条，把意思弄明白，然后根据最近一周的实际感觉，在适当的数字上划"√"表示。

（2）如果评定者的文化程度太低，不能理解或看不懂SDS问题的内容，可由工作人员逐条念给他听，让评定者独自作出评定。

（3）评定时，应让自评者理解反向评分的各题，SDS有10项反向项目，如不能理解会直接影响统计结果。

（4）评定结束时，工作人员应仔细检查一下评定结果，提醒自评者不要漏评某一项目，也不要在相同一个项目上重复评定。

（二）测验记分

若为正向评分题，依次评为粗分1、2、3、4分；反向评分题（下文中有＊号者），则评为4、3、2、1分。

待评定结束以后，把20个项目中的各项分数相加，即得到总粗分（X），然后将粗分乘以1.25以后取整数部分，就得到标准分（Y）。

（三）结果解释

按照中国常模结果，SDS标准分的分界值为53分，其中53～62分为轻度抑郁，63～72分为中度抑郁，72分以上为重度抑郁。

三、相关知识

（一）关于抑郁自评量表

抑郁自评量表使用简便，能相当直观地反映病人抑郁的主观感受及其在治疗中的变化，目前已广泛应用于门诊病人的粗筛、情绪状态评定以及调查、科研等。

SDS 的优点为使用简单，不需要经专门的训练即可指导自评者进行相当有效的评定，而且它的分析相当方便。在一定程度上能了解被调查者近期心境，可应用于心理咨询门诊。

如用于评估疗效，应在开始治疗或研究前让自评者评定一次，然后至少在治疗后或研究结束时再自评一次，以便通过 SDS 总分变化来分析自评者的症状变化情况。

在治疗或研究期间评定，其时间间隔可由研究者自行安排。

（二）SDS 每条文字及所希望引出的症状

（1）我觉得闷闷不乐，情绪低沉（忧郁）

（2）我觉得一天中早晨最好（晨重夜轻）

（3）一阵阵哭出来或觉得想哭（易哭）

（4）我晚上睡眠不好（睡眠障碍）

*（5）我吃得跟平常一样多（食欲减退）

*（6）我与异性密切接触时和以往一样感到愉快（性兴趣减退）

（7）我发觉我的体重在下降（体重减轻）

（8）我有便秘的苦恼（便秘）

（9）心跳比平常快（心悸）

（10）我无缘无故地感到疲乏（易倦）

*（11）我的头脑和平常一样清楚（思考困难）

*（12）我觉得经常做的事情并没有困难（能力减退）

（13）我觉得不安，而且平静不下来（不安）

*（14）我对未来抱有希望（绝望）

（15）我比平常容易生气激动（易激惹）

*（16）我觉得做出决定是容易的（决断困难）

*（17）我觉得自己是个有用的人，有人需要我（无用感）

*（18）我的生活过得很有意思（生活空虚感）

（19）我认为如果我死了，别人会生活得更好（无价值感）

*（20）平常感兴趣的事我仍然感兴趣（兴趣丧失）

四、注意事项

第一，SDS 主要适用于具有抑郁症状的成年人，它对心理咨询门诊及精神科门诊或住院的精神病人均可使用。对严重阻滞症状的抑郁病人，评定有困难。

第二，关于抑郁症状的临床分级，除参考量表分值外，主要还应根据临床症状特别是要害症状的程度来划分，量表总分值仅能作为一项参考指标而非绝对标准。

课后练习

1. 抑郁自评量表的英文缩写是（   ）

A. SDS

B. SAS

C. SCL-90

D. TAT

2. SDS 共包括 20 个项目，每个项目按症状的（   ）

A. 强度分为四级评分

B. 频度分为四级评分

C. 强度分为五级评分

D. 频度分为五级评分

3. 完成 SDS 评定后，首先得到总粗分，然后乘以（   ）以后，取整数部分就得到标准分

A. 1.25

B. 1.5

C. 1.75

D. 2.25

4. 按照中国常模结果，SDS 的标准分的分界值为（   ）分

A. 42

B. 40

C. 50

D. 53

参考答案：1.A　2.B　3.A　4.D

第三单元 焦虑自评量表（SAS）

一、学习目标

掌握焦虑自评量表的实施、记分与结果解释方法。

二、工作程序

（一）测验实施

1. 测验材料

焦虑自评量表（SAS）由 W.K. Zung 于 1971 年编制。本量表含有 20 个反映焦虑主观感受的项目，每个项目按症状出现的频度分为四级评分，其中 15 个为正向评分，5 个为反向评分。

2. 适用范围

本量表可以评定焦虑症状的轻重程度及其在治疗中的变化，适用于具有焦虑症状的成年人。主要用于疗效评估，不能用于诊断。

3. 施测步骤

（1）在自评者评定以前，一定要让受测者把整个量表的填写方法及每条问题的含义都弄明白，然后作出独立的、不受任何人影响的自我评定。其评分标准为："1"表示没有或很少时间有，"2"是小部分时间有，"3"是相当多时间有，"4"是绝大部分或全部时间都有。

（2）评定的时间范围是自评者过去一周的实际感觉。

（3）如果评定者的文化程度太低，不能理解或看不懂 SAS 问题的内容，可由工作人员逐条念给他听，让评定者独自作出评定。

（4）评定时，应让自评者理解反向评分的各题，SAS 有 5 项反向项目，如不能理解会直接影响统计结果。

（5）评定结束时，工作人员应仔细检查一下评定结果，应提醒自评者不要漏评某一项目，也不要在相同一个项目上重复评定。

（二）测验记分

若为正向评分题，依次评为粗分 1、2、3、4 分；反向评分题（下文中有 * 号者），则评为 4、3、2、1 分。与 SDS 一样，20 个项目得分相加即得粗分（X），经过公式换算，即用粗分乘以 1.25 以后取整数部分，就得标准分（Y）。

（三）结果解释

按照中国常模结果，SAS 标准分的分界值为 50 分，其中 50～59 分为轻度焦虑，60～69 分为中度焦虑，69 分以上为重度焦虑。

三、相关知识

（一）关于焦虑自评量表

焦虑自评量表（Self-Rating Anxiety Scale，SAS）由 W.K. Zung 于 1971 年编制。从量表结构的形式到具体评定方法，都与抑郁自评量表（SDS）十分相似，用于评定病人焦虑的主观感受及其在治疗中的变化。

SAS 适用于具有焦虑症状的成年人，它与 SDS 一样具有广泛的应用性。国外研究认为，SAS 能较好地反映有焦虑倾向的精神病患者的主观感受。而焦虑则是心理咨询门诊中较为常见的一种情绪障碍，因此 SAS 可作为咨询门诊中了解焦虑症状的自评工具。

（二）SAS 的条文及所希望引出的症状

（1）我觉得比平常容易紧张和着急（焦虑）

（2）我无缘无故地感到害怕（害怕）

（3）我容易心里烦乱或觉得惊恐（惊恐）

（4）我觉得我可能将要发疯（发疯感）

*（5）我觉得一切都很好，也不会发生什么不幸（不幸预感）

（6）我手脚发抖打颤（手足颤抖）

（7）我因为头疼、头颈痛和背痛而苦恼（头疼）

（8）我感到容易衰弱和疲乏（乏力）

*（9）我觉得心平气和，并且容易安静坐着（静坐不能）

（10）我觉得心跳得很快（心悸）

（11）我因为一阵阵头晕而苦恼（头晕）

（12）我有晕倒发作或觉得要晕倒似的（晕厥感）

*（13）我呼气、吸气都感到很容易（呼吸困难）

（14）我手脚麻木和刺痛（手足刺痛）

（15）我因为胃痛和消化不良而苦恼（胃痛和消化不良）

（16）我常常要小便（尿意频数）

*（17）我的手脚常常是干燥温暖的（多汗）

（18）我脸红发热（面部潮红）

*（19）我容易入睡，并且一夜睡得很好（睡眠障碍）

（20）我做噩梦（噩梦）

四、注意事项

第一，由于焦虑是神经症的共同症状，故 SAS 在各类神经症鉴别中作用不大。

第二，关于焦虑症状的临床分级，除参考量表分值外，主要还应根据临床症状特别是要害症状的程度来划分，量表总分值仅能作为一项参考指标而非绝对标准

课后练习

1. SAS 是（　　　）自评量表的英文缩写

A. 抑郁

B. 焦虑

C. 症状

D. 恐怖

2. 按照中国常模结果，SAS 的标准分的分界值为（　　　）分

A. 30

B. 40

C. 50

D. 60

参考答案：1.B　2.C

第四节　应激及相关问题评估

第一单元　生活事件量表

一、学习目标

掌握生活事件量表的实施与记分方法。

二、工作程序

（一）测验实施

1.测验材料

生活事件量表（Life Event Scale，LES）有多个版本，我们这里所使用的是由杨德森、张亚林1986年编制的生活事件量表。LES共含有48条我国较常见的生活事件，包括三方面的问题：一是家庭生活方面（28条），二是工作学习方面（13条），三是社交及其他方面（7条）。

2.适用范围

LES适用于16岁及以上的正常人、神经症、心身疾病、各种躯体疾病患者以及自知力恢复的重性精神病患者，主要应用于：

（1）神经症、心身疾病、各种躯体疾病及重性精神疾病的病因学研究。

（2）指导心理治疗、危机干预，使心理治疗和医疗干预更有针对性。

（3）甄别高危人群，预防精神疾病和心身疾病，对LES高者加强预防工作。

（4）指导正常人了解自己的精神负荷，维护身心健康，提高生活质量。

3.施测步骤

LES属自评量表，填写者须仔细阅读和领会指导语，然后逐条一一过目。根据调查者的要求，填写者首先将某一时间范围内（通常为一年内）的事件记录下来。有的事件虽然发生在该时间范围之前，如果影响深远并延续至今，可作为长期性事件记录。然后，由填写者根据自身的实际感受，而不是按常理或伦理道德观念去判断那些经历过的事件对本人来说是好事或是坏事？影响程度如何？影响持续的时间有多久？对于表上已列出但并未经历的事件应一一注明"未经历"，不留空白，以防遗漏。

（二）测验记分

一次性的事件，如流产、失窃，要记录发生次数，长期性事件如住房拥挤、夫妻分居等，不到半年记为1次，超过半年记为2次。影响程度分为5级，从毫无影响到影响极重分别记0、1、2、3、4分，即无影响=0分、轻度=1分、中度=2分、重度=3分、极重=4分。影响持续时间分三月内、半年内、一年内、一年以上共4个等级，分别记生活事件刺激量的计算方法如下：

（1）某事件刺激量=该事件影响程度分 × 该事件持续时间分 × 该事件发生次数

（2）正性事件刺激量=全部好事刺激量之和

（3）负性事件刺激量=全部坏事刺激量之和

（4）生活事件总刺激量=正性事件刺激量＋负性事件刺激量

另外，还可以根据研究需要，按家庭问题、工作学习问题和社交问题分类统计。

（三）结果解释

LES 总分越高反映个体承受的精神压力越大。95% 的正常人一年内的 LES 总分不超过 20 分，99% 的不超过 32 分。负性生活事件的分值越高对身心健康的影响越大，正性生活事件分值的意义尚待进一步研究。

三、相关知识

由于生活事件量表能够对正性和负性生活事件分别进行定量、定性评定，从而为客观分析影响人们心身健康的心理社会刺激的性质和强度提供了有价值的评估手段，在心理健康领域广泛运用。但是，从心理评估技术角度看，该类量表并非十分完善。

一方面，大多数量表内容只适用于一般人群的一般性生活事件评估，而对于特殊人群如不同年龄、不同职业人群，特殊情境下的人群如某病种人群、战争状态等，针对性较差，因此研究针对不同人群、不同特殊情境的生活事件量表已成为该领域研究的重点；另一方面，目前的生活事件量表主要是对既往某段时间发生的事件进行回忆和评定，评定者可能会受当时的认知状态和情绪状态的影响，如遗忘所致的对事件的严重程度评分过高或过低等，使结果的可靠性受到影响。

近年来，有研究者采用即时记录发生的生活事件及身心状态的方法，作为生活事件量表评定的补充，使生活事件评定结果更为可靠。

四、注意事项

第一，注意调查的时间范围，只计研究所规定的时限内发生的生活事件。在指导语中加以说明，如过去 3 个月或半年或 1 年内，即某年某月某日至某年某月某日间，曾否发生下列事件。

第二，为了保证该生活事件确在评定要求的时限内，对每项作肯定回答（即曾发生）的事件，还要让受测者说明发生的具体时间，以便核查。这样做的另一优点在于还可将一次收集的资料（例如一年内）做多种时限的处理（如 3 个月内、6 个月内和 1 年内）。但调查时间不宜过长，以免因记忆不可靠影响资料的准确性。

第三，一般应向受测者本人调查，如果从知情者那里获得资料，应说明资料来源、知情者和受测者的关系。评定中应采取询问法，如果是让受测者自行填写，也在备注中说明。

课后练习

1. 使用 LES 时，通常根据调查者的要求，将最近（　　）内的事件记录下来

A. 半年

B. 一年

C. 两年

D. 十年

2. 一般来讲，（　　）的正常人在一年内的 LES 总分不超过 20 分

A. 100%

B. 99%

C. 95%

D. 90%

参考答案：1.B　2.C

第二单元　社会支持评定量表（SSRS）

一、学习目标

掌握社会支持评定量表的记分与统计指标。

二、工作程序

（一）测验实施

1. 测验材料

这里选用的社会支持评定量表由肖水源于 1986 年编制，该量表共有 10 个条目，包括客观支持（3 条）、主观支持（4 条）和对社会支持的利用度（3 条）三个维度。

2. 适用范围

了解受测者社会支持的特点及其与心理健康水平、精神疾病和各种躯体疾病的关系。

3. 施测步骤

实施测验时，请受测者按各个问题的具体要求，根据实际情况填写，并要求其合作。

（二）测验记分

1. 条目记分方法

（1）第 1 ～ 4、8 ～ 10 条：每条只选一项，选择 1、2、3、4 项分别记 1、2、3、4 分。

（2）第 5 条分 A、B、C、D、E 五项记总分，每项从"无"到"全力支持"分别记 1 ～ 4 分，即"无"记 1 分，"极少"记 2 分，"一般"记 3 分，"全力支持"记 4 分。

（3）第 6、7 条如回答"无任何来源"则记 0 分，回答"下列来源"者，有几个来源就记几分。

2. 量表的统计指标

（1）总分：即 10 个条目评分之和。

（2）维度分。

①客观支持分：2、6、7 条评分之和。

②主观支持分：1、3、4、5 条评分之和。

③对支持的利用度：8、9、10 条评分之和。

三、相关知识

一般认为，社会支持从性质上可以分为两类，一类为客观的、可见的或实际的支持，包括物质上的直接援助，社会网络、团体关系的存在和参与，如家庭、婚姻、朋友、同事等；另一类是主观的、体验到的情感上的支持，指的是个体在社会中受尊重、被支持、理解的情感体验和满意程度，与个体的主观感受密切相关。

四、注意事项

评定的时间范围应考虑每个条目的具体要求，一般应根据受测者本人惯用的方式和情况评定。

课后练习

在教材中所选用的社会支持量表是由（　　　　）于 1986 年编制的。

A. 肖水源

B. 肖计划

C. 杨德森

D. 刘贤臣

参考答案：A

第三单元　应对方式问卷（CSQ）

一、学习目标

掌握应对方式问卷的记分与统计指标。

二、工作程序

（一）测验实施

1. 测验材料

这里选用的应对方式问卷由肖计划等学者参照国内外应对研究的问卷内容以及有关"应对"的理论，根据我国文化背景编制而成。该量表包括62个条目，共分为6个分量表，分别为解决问题、自责、求助、幻想、退避、合理化。

2. 适用范围

（1）文化程度在初中及以上；

（2）年龄在14岁及以上；

（3）除痴呆和重性精神病之外的各类心理障碍患者。

它可解释个体或群体的应对方式类型和应对行为特点，比较不同个体或群体的应对行为差异，并且不同类型的应对方式还可以反映人的心理发展成熟的程度。

3. 施测步骤

"应对方式问卷"为自陈式个体应对行为评定量表。施测者将该问卷发给受测者后，要求受测者首先认真阅读指导语，然后根据自己的实际情况逐条回答问卷中每个项目提及的问题，答完问题当场收回。

每个项目有两个答案，"是""否"，如果选择"是"，则请继续对后面的"有效""比较有效""无效"作出评估；如果选择"否"，则请继续下一个项目。

（二）测验记分

1. 量表分记分方法

"应对方式问卷"有六个分量表，每个分量表由若干项目组成，每个项目只有两个答案，"是"和"否"。计分分两种情况：

（1）在"解决问题"分量表中的项目19，在"求助"分量表中的项目36、39和42，均为选择"否"得1分，选择"是"得0分。

（2）除了（1）所列举的情况外，各个分量表的计分均为选择"是"得1分，选择"否"得0分。将每个项目得分相加，即得该分量表的量表分。

2.计算各分量表的因子分

因子分计算方法如下：

分量表因子分：分量表各单项目分之和／分量表项目数

各分量表项目构成见表3-9。

表3-9 应对方式问卷（第三版）分量表项目构成

分量表	分量表项目构成编号
①解决问题	1，2，3，5，8，–19，29，31，40，46，51，55
②自责	15，23，25，37，39，48，50，56，57，59
③求助	10，11，14，–36，–39，–42，43，53，60，62
④幻想	4，12，17，21，22，26，28，41，45，49
⑤退避	7，13，16，19，24，27，32，34，35，44，47
⑥合理化	6，9，18，20，30，33，38，52，54，58，61

注：各分量表项目没有"–"者，选"是"得1分，有"–"者，选"否"得1分。

三、相关知识

（一）量表编制及各分量表的意义

1.量表编制

目前，应对方式的评定主要采取两种方法，一是让受测者自己描述，可视作非结构式的评定方法；二是依据理论分析事先编出问卷或量表，由受测者回答。

2.各分量表的意义

应对因子间的相关分析发现，"解决问题"与"退避"两应对因子的负相关程度最高。以此作为六个应对因子关系序列的两极，然后根据各因子与"解决问题"应对因子相关系数的大小排序，可将六个应对因子排出下列关系序列图：

退避→幻想→自责→求助→合理化→解决问题

研究结果还发现，个体应对方式的使用一般都在一种以上，有些人甚至在同一应激事件上所使用的应对方式也是多种多样。但每个人的应对行为类型仍具有一定的倾向性，这种倾向性构成了六种应对方式在个体身上的不同组合形式。这些不同形式的组合与解释为：

（1）"解决问题—求助"，成熟型：这类受测者在面对应激事件或环境时，常能采取"解决问题"和"求助"等成熟的应对方式，而较少使用"退避""自责"和"幻想"等不成熟的应对方式，在生活中表现出一种成熟稳定的人格特征和行为方式。

（2）"退避—自责"，不成熟型：这类受测者在生活中常以"退避""自责"和"幻想"等应对方式应对困难和挫折，而较少使用"解决问题"这类积极的应对方式，表现出一种神经症性的人格特点，其情绪和行为均缺乏稳定性。

（3）"合理化"，混合型："合理化"应对因子既与"解决问题""求助"等成熟应对因子呈正相关，也与"退避""幻想"等不成熟应对因子呈正相关，反映出这类受测者的应对行为集成熟与不成熟的应对方式于一体，在应对行为上表现出一种矛盾的心态和两面性的人格特点。

（二）量表的应用价值

第一，可以作为不同群体的应对行为研究的标准化工具之一。

第二，由于良好的应对方式有助于缓解精神紧张，帮助个体最终成功地解决问题，从而起到调节心理平衡、保护精神健康的作用，因此，评估个体或某个群体的应对行为有助于为心理健康保健工作提供依据。

第三，用于不同群体应对行为类型和特点研究，为不同专业领域选拔人才提供帮助。

第四，用于不同群体应对行为类型和特点研究，为培养人才提供帮助。

第五，用于各种心理障碍的行为研究，为心理治疗和康复治疗提供指导。

第六，用于各种有心理问题者的行为研究，为提高和改善人的应对水平提供帮助。

四、注意事项

本量表的评定时间范围是指受测者近两年来的应对行为状况。

课后练习

1. 应对方式问卷的记分主要采用（   ）

A. 总分

B. 因子分

C. 积极应对分

D. 消极应对分

2. 在应对方式问卷的6个应对因子中，与解决问题呈正相关的是（   ）

A. 退避

B. 自责

C. 幻想

D. 合理化

3. 应对方式问卷评定的时间范围是指受测者近（　　　　）来的应对行为的状况

A. 三个月

B. 半年

C. 一年

D. 两年

参考答案：1.B　2.D　3.D

参考文献

［1］金瑜. 心理测量 [M]. 上海：华东师范大学出版社，2001.

［2］汪向东，王希林，马弘. 心理卫生评定量表手册（增订版）[J]. 北京：中国心理卫生杂志，1999.

［3］张继志. 精神医学与心理卫生研究 [M]. 北京：北京出版社，1994.

［4］张明圆. 精神科评定量表手册（2 版)[M]. 长沙：湖南科学技术出版社，1998.

［5］王书荃，张绪扬. 韦氏儿童智力量表的理论与应用 [M]. 北京：人民教育出版社，1998.

［6］林传鼎，张厚粲. 韦氏儿童智力量表：中国修订版 [M]. 北京：北京师范大学出版社，1986.

［7］A. John Rush Jr., Michael B. First, Deborah Blacker, et al. Handbook of Psychiatric Measures（Second Edition）. Washington DC：American Psychiatric Publishing，Inc, 2007.

［8］Bech P. The Bech-Rafaelsen Mania Scale in Clinical Trials of Therapies for Bipo- lar Disorder：a 20-year Review of Its Use as an Outcome Measure. CNS Drugs.2002，16（1）：47-63.